謹以此書——
　敬獻給在天之靈的父母

暨紀念多桑——
　洪俊坤博士百年冥誕

【圖解】腸道決定抗癌力 **2**

排便異常&大腸瘜肉
痔瘡&腸躁症 健康**70**問

尹書田紀念醫院大腸直腸外科主任醫師

洪耀仁 ◎著

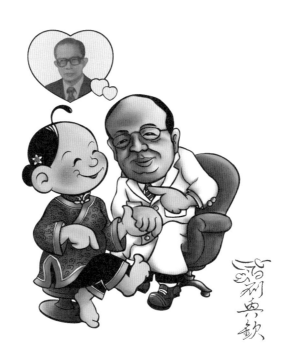

目 錄CONTENTS

Part 1
遠離「排便異常」的關鍵解密

便祕

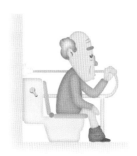

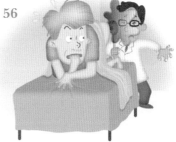

Part 2
遠離「大腸瘜肉」的關鍵解密

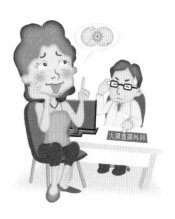

Part 3
遠離「痔瘡」的關鍵解密

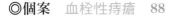

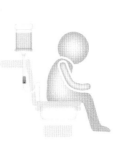

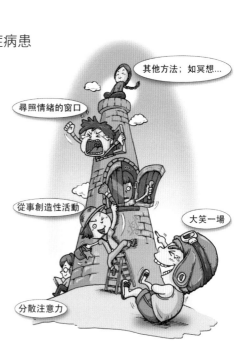

Part 4
遠離「腸躁症」的關鍵解密

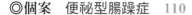

Part 5
遠離「發炎性腸疾病」的關鍵解密

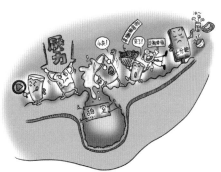

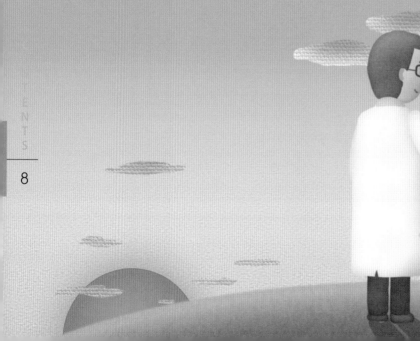

良醫用心，病人安心

陳明村

（潤泰集團醫療事業體系　執行長）

　　猶記得當初，西元 2009 年 10 月，耀仁兄的首本著作《圖解腸道決定抗癌力》出版之際，我曾調侃他說：「醫學書通常都只有一刷的宿命。」當時和我同學、同事，相知相交逾 40 年的他當然不以為忤，深具自信心的他也知道我是開玩笑的。隨著修訂版、增訂版的陸續出版達十六刷，意外地受到讀者們熱烈歡迎的佳績，令我為他感到高興，也覺得與有榮焉。

　　近期的食安風暴影響國人的健康至鉅，造成人心惶惶，以致大家透過各種管道，尤其是網路的社群網站、臉書、智慧型手機的 LINE、WeChat 等等，互相分享各種養生及保健之道，以求自保。但是，其中有許多似是而非的資訊，恐怕會誤導群眾，適得其反。基於端正視聽的社會責任，耀仁兄再次積極地籌畫這本《圖解腸道決定抗癌力 2 ——排便異常、大腸瘜肉、痔瘡、腸躁症健康 70 問》，希望大家能獲得更正確的醫學常識與胃腸保健知識。其關懷社會與悲天憫人的情懷，誠如法國大文豪雨果曾留下的名言：「我的理智讓我自覺渺小，我的良心讓我無所畏懼。」

　　此書的另一特點，特別附錄了耀仁兄紀念其尊翁洪俊坤博士百歲冥誕的專文。透過許多父子互動的溫馨小故事，與國寶級漫畫大師劉興欽老師的風趣漫畫，對於洪俊坤博士的為人處事之道，讓讀者看了很容易心領神會，如沐春風。

　　耀仁兄經常說：「先父教導我們兄弟做人要正直、有誠信，不能糊里糊塗。」，雖然只是簡單的一句話，見微知著，很顯然地從和他的交往當中，了解到他除了是個性情中人之外，原來受洪俊坤博士的身教影響甚深，無疑地為他行醫生涯中，努力建立良好的醫病關係，與一生立志做一位視病猶親的良醫，樹立了極佳的典範。

　　此次隨著《圖解腸道決定抗癌力 2 ——排便異常、大腸瘜肉、痔瘡、腸躁症健康 70 問》一書的出版，耀仁兄再度達成了他的既定目標，也展現了他的毅力，同時亦將邁入另一個新的人生里程碑。在此祝福並期許他持續朝著人生三不朽——「立德、立功、立言」的目標前進，造福更廣大的社會群眾。幸甚！幸甚！

病病，是以不病

張金堅

（臺大醫學院 外科名譽教授、乳癌防治基金會董事長、台北台安醫院總顧問）

「生、老、病、死」自古皆然，「成、住、壞、空」不變定律，問題在於「病」和「壞」這兩個字，大病往往是小病的累積，大壞更是小習性的坐大，老子說：「聖人不病，以其病病。夫惟病病，是以不病。」小病小缺點，大病大缺點，貴於自知，貴於不犯，其實還真難，正是千金難買早知道！

我看過很多病人，當診斷出罹患大腸癌後，都會以驚恐的表情問：「我怎麼會得到大腸癌？」、「我只是血便而已，以為是痔瘡？」這樣的問題，相信也是很多民眾心中的疑惑。

洪耀仁醫師是一位仁醫，行醫之餘，以筆代替手術刀，繼九年前出版《圖解腸道決定抗癌力》後，如今又有第二本大作《圖解腸道決定抗癌力2——排便異常、大腸瘜肉、痔瘡、腸躁症健康70問》，要給民眾一個全新的思維，大病小病是可以早知道的，關鍵在自己，如《易經》所說：「幾者，動之微，吉之先見者也。君子見幾而作，不俟終日。」《易經》豫卦，講的就是預防的思想，如同現今的預防醫學，「豫則立，不豫則廢」，洪耀仁醫師的「大腸經」，真是經典之書。

「民以食為天」，是古代人缺乏糧食下強調溫飽的「重大」，現代人非但飲食不缺，還講究吃得好、吃得精、吃得巧，滿足口慾，卻忽略腸道的承受度和病變，造成國人罹患大腸直腸癌的比率居高不下，洪耀仁醫師在這本新書中，提出他的專業見解及保健之道，和讀者分享，是本值得展讀之好書。

洪醫師更在書中收錄了有關其尊翁洪俊坤博士行醫處世的點點滴滴，點點滴滴都是從不保留的醫者奉獻情懷，歲月雖然不再，醫德依然流芳，醫者，不為己私，近大義也。洪醫師行醫四十多年，救人無數，頗有乃父之風，在醫界有很好的聲譽，在他出版《圖解腸道決定抗癌力2——排便異常、大腸瘜肉、痔瘡、腸躁症健康70問》之際，能先拜讀，特別撰寫此文，鄭重推薦給廣大的民眾，希望對大家有所裨益。

做個擁有健康腸道的健康人

李克明

（元大創投董事長、中華儒道研究協會名譽副理事長）

2009 年，曾有幸為洪耀仁醫師的大作《圖解腸道決定抗癌力》撰寫推薦序；如今，洪醫師的第二本大作《圖解腸道決定抗癌力 2 ——排便異常、大腸瘜肉、痔瘡、腸躁症健康 70 問》又即將問世，聞訊真是萬分高興！

新書延續洪醫師的前作——《圖解腸道決定抗癌力》圖解豐富、幽默風趣、容易閱讀、內容實用的風格，可幫助讀者在短時間內就了解腸道的構造與如何運作，並且能輕鬆學習到各種保持腸道健康、預防病變、遠離各種大腸直腸現代文明病的關鍵知識。

除了介紹許多寶貴的養生知識之外，本書最大的驚喜是洪醫師透過他對其「多桑」洪俊坤博士的追思，與讀者分享了他繼承先人意志，以孝為核心的做人之道！洪醫師不只醫術精湛，對腸道老化、腸道病變的原因、徵兆和症狀、腸道病變的預防，都具有精湛的專業知識外，更擁有一顆慈悲為懷的仁心，秉承其父的教誨與仁心，救人於無形，救人於事前，將醫道發揮地淋漓盡致！

洪醫師在書中收錄了有關其多桑——洪俊坤博士行醫處世的點點滴滴，並選擇在洪博士百歲冥誕時出版本書，以為紀念，深刻的孺慕之情不禁令人動容。透過洪醫師的描述，相信讀者在閱讀本書時，自然能感受到洪博士栩栩如生的仁醫風範，也會明白洪醫師就是受到了「多桑」身教的潛移默化，才孕育、養成他「視病猶親」、「仁心仁術」、「做良醫，不做名醫」的行醫風範。

《論語》有云：「父在，觀其志；父沒，觀其行；三年無改於父之道，可謂孝矣。」洪醫師繼承了「多桑」的心志，以仁心仁術濟世救人四十年，稱之為孝子，算是當之無愧了！

古人有云：「文之所以載道也。」《圖解腸道決定抗癌力 2 ——排便異常、大腸瘜肉、痔瘡、腸躁症健康 70 問》中有醫道，也有孝道。期許讀者們在學習到遠離各種腸道病變的關鍵知識，照顧自己的腸道健康同時，也能把這本書推薦給親朋好友，大家都做個擁有健康腸道的快樂人！更期許讀者們被洪醫師的孝思感動，也都以能令自己父母感到欣慰的方式去盡為人子女的孝道！

人體70%的免疫力存於腸道
腸道健康，疾病不侵

洪耀仁

（書田診所大腸直腸外科主任醫師）

時光匆匆，不知不覺中，人生已渡過六十八寒暑，行醫迄今已逾四十年餘。古人道：「人生七十古來稀」，但我覺得我的人生才正要開始，自忖總要在有生之年留點東西，做些公益回饋社會，人生才有意義。

近年來，台灣的食安問題層出不窮，且越演越烈，甚至衍生成食安風暴，危害全民，無一倖免。政府主管機關把關不嚴，及無良食品商人的草菅人命，市面上充斥著黑心食品、飲料及黑心油，嚴重殘害國人的健康。我身為醫者，站在人性關懷的角度，總覺得此時此刻，在這次食安風暴中，必須盡己之所能，貢獻心力，責無旁貸。於是再度開卷執筆書寫《圖解腸道決定抗癌力2——排便異常、大腸瘜肉、痔瘡、腸躁症健康70問》，針對大腸、直腸、肛門的文明病，以及如何胃腸保健、吃出健康等，提出專業的醫學常識和民眾分享。

「生、老、病、死」是人生的必經過程，人活著不外乎「食、衣、住、行」，而民以食為天，「食」居首位，每天都要進食，到底要怎樣吃出健康？「食」在重要。胃腸負責營養的吸收及廢物的排泄，而且人體70%的免疫力存在於腸道，所以每個人都需要有健康的腸胃，才能有健康的身體來預防疾病的威脅。

目前大腸直腸癌的發生率，每10萬人就有45.1人罹患大腸直腸癌，不但占全國癌症之首，甚至居於全球之冠，這是多麼令人震驚與憂心的警訊。這種癌症的發生和不良的飲食與生活習慣有密切的關連。然而，大腸瘜肉是大

腸直腸癌的前身，大部分的大腸癌都是由良性的腺瘤突變惡化，經過五～七年，最晚十年，就會發生。所以這次出版本書，在大腸瘜肉部分著墨較多，另外針對排便異常（便秘、血便、腹瀉）、痔瘡、腸躁症，以及潰瘍性大腸炎（發炎性腸炎）等文明病，也提出自己的醫學見解及保健之道，和讀者分享。

最後，謹以此書敬獻給我在天之靈的父母，另外特別感謝尹書田診所醫療執行長陳明村醫師、元大創投董事長李克明先生與財團法人乳癌防治基金會董事長張金堅教授的專文推薦，還有漫畫大師劉興欽先生幽默風趣的漫畫，讓此書更具特色。本書若有未盡完善之處，敬請各位醫界前輩與社會賢達人士不吝賜教。

腸保健康、預防病變

近幾年，來由於文明社會帶來便利與快速，卻也導致生活緊張、工作壓力大和飲食逐漸西化，在診間發現腸道相關疾病，例如排便異常（便祕、腹瀉、腹痛、腹漲、血便）、痔瘡、大腸瘜肉、腸躁症等案例，增加得很快，初期症狀卻經常被輕忽。

加上層出不窮的食安風暴，從黑心食品（塑化劑、毒澱粉、香精等）到假油、黑心油充斥市面，要如何健康吃、聰明吃、安心吃，是當前很重要的課題。

根據統計，每三個人之中，就有一個人腸道不健康，然而因為 70% 的免疫力在腸道，若腸道不健康，免疫力就會下降，對於疾病的侵犯，抵抗力就會明顯降低，身體就容易發生炎症反應，而可能帶來心臟病、高血壓、糖尿病、癌症等慢性疾病及許多大腸直腸相關的文明病。

尤其飲食習慣與腸道健康息息相關，若嗜吃紅肉等高脂肪高蛋白的食物、少吃植物性的高纖蔬果，腸道裡面的好菌（益生菌）菌落就會慢慢減少，而腸道壞菌菌落就會增加，一旦好壞菌比例失去平衡，腸相就不好，免疫力就自然下降，健康當然亮紅燈。

從這些年來統計數字顯示大腸直腸癌已晉升好發癌症之發生率首位，因此本書希望讀者能多關心自己和家人的腸道健康，多留意是否有相關症狀並及早就醫診治，也能從日常生活找回有益腸道健康的自救力。

腸道老化的祕密──解讀腸道的年齡

「生老病死」乃人生常態，也是生命的歷程，這是每個人都逃避不了的宿命。現代人由於不正確的飲食習慣、不規律的生活、工作壓力大，往往造成腸道提早老化。

人的老化始於腸道，人的生理年齡和腸道年齡並不一定成正比，有些年輕人沒有善待自己的腸胃，扼殺了自己腸道的健康未老先衰。所謂「腸相」及「胃相」都不好，呈現「老年人的腸胃」，十分可怕！

腸道會告訴你真正的年齡（腸道年齡），一旦發現排便異常（便祕、腹瀉、血便），或有痔瘡、腸躁症、大腸瘜肉，就表示腸道已經開始老化，隨時仔細傾聽來自腸道的聲音，若是腸道老化生病了，就會告訴主人（你）。因此，我們要尊重腸胃發出的警訊，一旦腸胃發生問題，就要徹底改變飲食及生活習慣，才可以腸保健康。

評估自己腸道的健康狀況，可以預知是否比自己的實際生理年齡年輕或衰老。所以腸道是提前老化的重要指標。

【評估表】揭開腸道年齡的秘密

想為自己的腸道診斷嗎？此表參考日本辨野博士的腸道年齡評估表，只要勾選下列的選項，就可以知道自己的腸道年齡，提早保養，維持最佳的腸道健康。請根據平日的飲食、排便、生活狀況勾選（可複選）。

飲食習慣

☐ 常常沒吃早餐　　　　　　☐ 吃飯時間不定
☐ 吃早餐時間短又急　　　　☐ 喜歡吃肉類
☐ 覺得蔬菜攝取量不足　　　☐ 不喜歡喝牛乳或乳製品
☐ 一星期在外用餐 4 次以上

排便狀況

☐ 不用力就很難排便　　　　☐ 即使上過廁所也覺得排不乾淨
☐ 排便很硬很難排出　　　　☐ 排便呈現一顆顆
☐ 有時候排便很軟或腹瀉　　☐ 排便的顏色很深、偏黑
☐ 排便很臭　　　　　　　　☐ 排氣（屁）很臭
☐ 排便都沈到馬桶的底部

生活狀況

☐ 排便時間不定　　　　　　☐ 常抽菸
☐ 臉色不佳，常常被說老了　☐ 肌膚粗糙、長痘子或乾裂等各種煩惱
☐ 覺得運動量不足　　　　　☐ 不容易睡著（睡不好）
☐ 睡眠不足　　　　　　　　☐ 經常感到壓力

結果分析

- **圈選 0 個**：腸道年齡比實際年齡輕，理想健康的腸道狀態。
- **圈選 4 個以下**：腸道年齡＝實際年齡＋ 5 歲。腸道年齡比實際年齡稍高一點，要注意腸道健康。
- **圈選 5 ～ 9 個**：腸道年齡＝實際年齡＋ 10 歲。腸道已有老化情況，要注意飲食及作息正常。
- **圈選 10 ～ 14 個**：腸道年齡＝實際年齡＋ 20 歲。腸道年齡已老化並走下坡，要徹底改變飲食及生活習慣。
- **圈選 15 個**：腸道年齡＝實際年齡＋ 30 歲。腸道健康狀況非常糟糕，請尋求專業人員協助。

觀察「便便」──預知腸道的病變

一個人能吃、能睡、能拉（屎）、能解（尿），才能有幸福快樂的人生。

民以食為天，每天飲食、喝水是人生存的基本條件；能吃卻不能解便，久而久之會造成許多腸胃的疾病。

然而，腸道健康與否，首先就要觀察每天的大便情況，千萬不要解完便，就「來匆匆，去匆匆」，馬上沖掉，請務必回眸一瞥，**看看每天排便（黃金寶寶）的顏色、浮沉程度、重量、味道、軟硬度，以及次數與排便時間，便可預知腸道健康與否及是否有病變**，這是每天排便不可忽視的課題。

【透視大便，可了解腸道的病變警訊】	
硬便	●機能型便祕（詳見《圖解腸道決定抗癌力》第47頁） ●器質型便祕（詳見《圖解腸道決定抗癌力》第47頁）
軟便或腹瀉	●病毒感染、飲食中毒引起腸炎 ●流行性感冒　　　　●過敏性腸炎 ●潰瘍性大腸炎　　　●大腸癌
硬便及腹瀉不規則交替出現	●過敏性腸躁症 ●大腸直腸癌
細長的便（似鉛筆狀）	●肛裂 ●大腸癌
血便	●痔瘡 ●大腸癌 ●大腸上方、小腸、十二指腸、胃的上消化道異常

色澤	正常的糞便應是土黃色或金黃色，不溼不乾也不硬，表面看起來好像有一層膜，其色澤與前一天所吃的食物種類有關聯，如果出現異常色澤（如黑色、黏血便）應提高警覺。
味道	糞便含有硫化氫（H2S）氣體，所以大多帶有些許難聞的惡臭味，如果味道太臭代表體內的壞菌太多，但體內的酵素量若足夠，便可裂解硫化氫的鍵鏈，糞便的味道就不會過臭。
形狀	正常糞便的外形像剝皮的香蕉，有點粗又不會太粗，每段的直徑約在 2.0～2.5 公分間。如果太稀如水狀就可能是消化不良；若是太乾（如羊便狀或栗子狀）較容易產生便祕。
硬度（密度）	是指糞便中所含的水分比率，正常的糞便含有 70～80% 的水分，有點溼又不會太溼。便祕時水分含量低於 70%；腹瀉時水分會超過 90% 以上。最好是半浮在水面，表示裡面有多量的纖維質。
重量	一天的排便量會因飲食及生活方式有所不同，正常人的一天約有 125～180 克排便量，如果食物纖維攝取量較多會增加排便量，一天約有 200～300 公克排便量。
次數	排便的次數與生活習慣及飲食相關，每天排便量 1～3 次均屬正常範圍。
排便時間	通常大便在大腸中會以時速 10 公分的速度往前移動，因此能在 5 分鐘之內排出糞便，即是代表腸胃的消化功能非常健全。每次排便時間，建議 3～5 分鐘。

診間故事 1：腹瀉病患

當大腸直腸外科醫師在幫重度拉肚子的病患做肛診及肛門鏡、直腸鏡檢查時，常有無法預期的事發生！

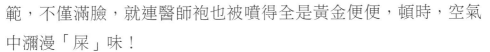

記得曾有一次，當我正聚精費神，把眼睛貼在鏡頭仔細觀察病患的關鍵時刻，只聽到病患「後戶」突然「噗哧」一聲響，我根本就來不及防範，不僅滿臉，就連醫師袍也被噴得全是黃金便便，頓時，空氣中瀰漫「屎」味！

當下醫病雙方都滿臉尷尬無奈、好笑又好氣，只見病患像闖禍的孩子，急急忙忙地拚命道歉，解釋說他不是故意的，真的是一時忍不住，希望我能諒解……。

無奈之餘，只好趕緊暫停門診，請護理人員和清潔人員以最快速度來幫忙善後，自己也清理、換裝就緒，味道漸退就馬上恢復看診……。

洪醫師的叮嚀 ▶▶▶

重度腹瀉的病患，最好能留意看診時間，在輪到看診前趕緊再去廁所解便看看，也最好能切實地清潔屁股，以防內診時出現上述情況，也能讓醫護人員可以好好幫忙做檢查。這不僅是一種診間禮貌，也是對醫療工作者的尊重。當然，若症狀嚴重，不慎在檢查過程中仍忍不住有腹瀉情況，也是情有可原，不必過於自責。

有位患痔瘡的女病患，因痔瘡嚴重脫出、出血，接受住院開刀，並且順利出院、恢復良好。術後三個月後，突然來看診，一坐下來就很得意的跟我分享：

「洪主任，我痔瘡手術後，覺得十分 OK，這幾天，我拿鏡子看看屁眼手術的位置，越看越滿意，哇！我凹凹凸凸的痔瘡不見了，排便也不再流血，屁眼跟我剛出生的小 Baby 一樣漂亮。是一個新生、再生的屁眼，我十分滿意。我想請洪主任可不可以順便也把我的臉部整一整呢？」

這樣天真的想法還真令人哭笑不得！我誠懇地告訴她，我不是整形外科醫師，是大腸直腸外科醫師，擅長肛門手術，順便整形「屁眼」，但整形「臉部」並非我的專長，對不起恕難從命。這是真實故事，並非編造，我只能說這位病患太信任我了！

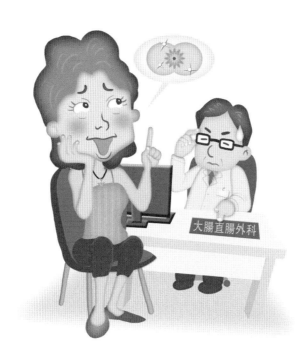

大腸直腸外科

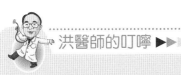

隨著醫療的專門化,而分化出各科別專門的醫師及牙醫師專科醫師。大腸直腸科醫師的主治項目,如便血、大便不規則、長期便祕、痔瘡、肛裂、廔管、膿瘍、大腸直腸瘜肉、腫瘤、大腸鏡檢查、大腸直腸肛門疾病治療或手術等。

各專科醫師皆有其醫學專長項目,看診前能做功課,除親友的口碑推薦或介紹醫師,上網進入醫院網站,仔細參考各個科別看診項目及主治醫師的專長,並衡量自身的可能症狀再決定掛哪一科,若不甚清楚,也可掛家醫科或是打電話(或親自)到醫院服務台詢問後再掛號都可以,總之,能多了解各科別的看診項目,看病掛對科,會更有效率!

痔瘡一來,疼痛要命、坐立難安!

有痔瘡症狀,建議平日生活要規律、排便習慣要良好、多吃高纖蔬果類、口味清淡、避免久坐或久站、注重肛門衛生、勤做溫水坐浴,都有助痔瘡改善。

有關「溫水坐浴」方法,請參考本書第103頁。

在診間，我常建議病患，一旦肛門不舒服或肛門出血時，尤其工作性質需要久坐的病患可嘗試**溫水坐浴**。

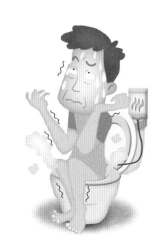

印象中，有位病患回診時屁股紅通通一片，類似一度燙傷，我問他：「怎麼會這樣？」病患解釋說是因為聽我的話，每天用「熱水」坐浴，我更正是：「溫水」坐浴才對，接著，我再追問用多燙的熱水？泡多久時間？他很認真地回答我：

「大概超過 50 至 60 度吧，泡了至少三十至四十分鐘，我還忍受高溫，想說泡越熱、越久，效果應該會越好吧？難道不是嗎？」

天哪！這麼高的溫度，還泡這麼久的時間，難怪會燙傷屁股，我只好重新教導他正確的溫水坐浴方法。

洪醫師的叮嚀 ▶▶▶

其實水越熱，屁股血管越擴張，也就會越紅腫，反而適得其反。

「坐浴」的作用在於促進肛門周圍血液循環、減輕局部疼痛、促進手術後傷口癒合，也有助減輕肛門不適、改善小便困難的作用。

每天只要在洗澡後或大便洗淨後，坐浴採泡在40至42℃的溫水中大約五至十分鐘，就有助於促進血液循環、改善肛門周圍血管的充血、腫脹，肛門腫痛的症狀就會緩解消失。

診間故事 4：熟人病患的迷思

　　身為大腸直腸科的醫生，當然私下也有很多好朋友，朋友們也都很信賴我，總是推薦親朋好友來找我看病，但唯獨這些好朋友或是最親的人（尤其女性）一旦有相關疾病，卻總是無法鼓起勇氣掛我的診，追究原因，居然多半都是「不好意思在醫生面前脫褲子看屁股」，縱使我一再解釋看診是要面對面，真要做肛診及肛門鏡、直腸鏡檢查，也只有你（妳）的屁股面對我，你（妳）又看不到我的表情，我也看不見你的表情，所以不必難為情吧！但說歸說，居然就連我的岳母大人也不好意思來看我的診。看來這是人之常情，也沒有什麼好奇怪哩！

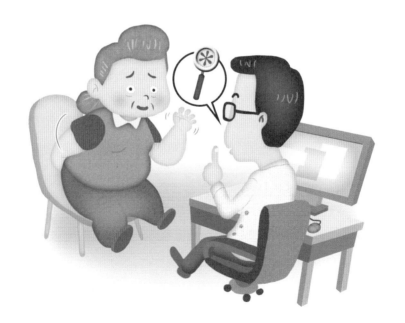

醫師面對的是病人和疾病，不會看屁股好不好看。

身體任何部位有病痛，還是務必盡早找對醫師求診，不必難為情，不要拖延，以免耽誤健康而得不償失！

有些病患會遲疑不看醫生的另一原因，可能對於「侵入性」的檢查治療有恐懼感（害怕疼痛、不舒服等）也有關係。的確，在肛診、肛門鏡或直腸鏡的診療過程中有些微不適感，但應該都還在可忍受範圍。若醫師在過程中能和顏悅色，緩和病患情緒，病患也能放輕鬆配合檢查，就能較快完成，對醫病雙方都好。

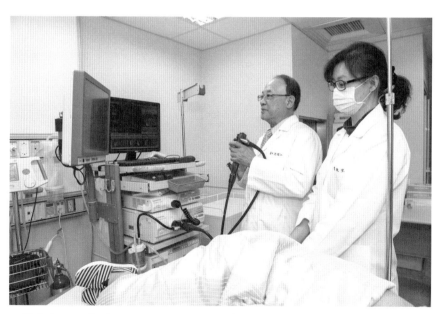

▲醫生全心全意關注的是病人和疾病本身。

Part 1

遠離「排便異常」的關鍵解密

便祕、血便、腹瀉

便祕

個案 ｜ 嚴重便祕併糞便腸阻塞

劉小姐，30 歲，公司秘書，從小就沒有良好的排便習慣，總是三、四天，甚至一個星期才解一次大便。吃瀉藥、灌甘油球，如家常便飯。每次如廁，又喜歡看報紙、看雜誌、玩手機。飲食方面，不規律、不定時，而且無肉不歡，不喜歡吃高纖蔬果，水也喝不多。

最近，她已經二至三星期沒有順利排便，即是有解，也是一點點，像羊大便（兔大便），又臭又乾，硬如石頭。而且腹脹如鼓，整天斷續有著下腹絞痛的情形。肛門又脹又痛。她非常痛苦，不知如何是好。

我給予肛診、直腸鏡例行檢查及腹部理學檢查。顯示她的腹脹十分厲害，好像隻牛蛙。按診時，下腹部有壓痛，但沒有反彈痛。聽診時，顯示腹蠕動低下。作腹部 X-ray（X光）檢查，顯示滿腹糞便，大小腸充滿一大片黑色形像的空氣。最後確診為「嚴重便祕併糞便腸阻塞」（Constipation with Stool impaction）。

Q1 一天只排便一次，才正常嗎？

A 一天排便一～三次，或三天排便一次，都算正常。

　　人體在每次用餐後，會產生「**胃・結腸反射**」——腸子會加速收縮蠕動。食物經消化、吸收，產生排泄物（糞便）到了直腸，直腸內壓上升，產生「**直腸・結腸反射**」，加速結腸蠕動。

　　直腸壓力反射刺激→脊髓→告訴大腦，引起「便意」。這時，會有解便的強烈意志，下腹部用力，直腸收縮，內肛門括約肌（不隨意肌）自動放鬆打開。這些過程，都是自動進行，非意志可控制。

　　接著，外肛門括約肌，可隨意志打開，產生排便行為。也就是，外肛門括約肌忍住不打開，便不會有排便行為，為一般所稱的「忍便」。

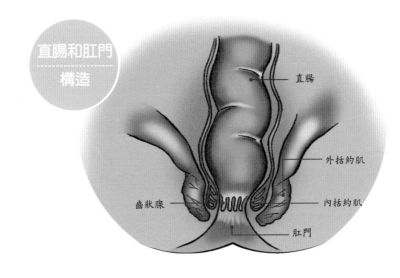

直腸和肛門
構造

直腸

外括約肌

內括約肌

齒狀腺

肛門

這是一天三餐，飯後的反射作用，所以，一天排便三次是正常的。

再者，人體消化過程比我們想像複雜得多，不絕對當日吃完當日拉。臨床上，從一天一～三次到三天一次都屬於正常範圍。

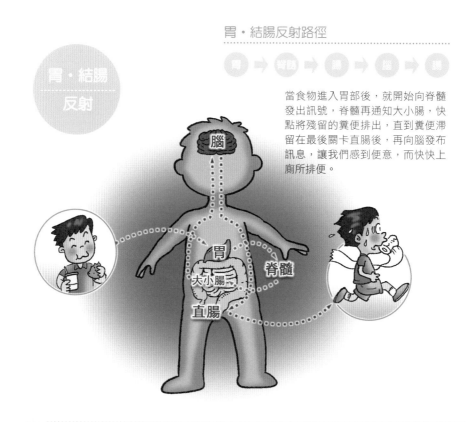

胃・結腸反射路徑

胃・結腸 反射

當食物進入胃部後，就開始向脊髓發出訊號，脊髓再通知大小腸，快點將殘留的糞便排出，直到糞便滯留在最後關卡直腸後，再向腦發布訊息，讓我們感到便意，而快快上廁所排便。

▶▶▶ 什麼是宿便？宿便是大腸癌的元凶嗎？

● 宿便是指囤積在體內很多天，水分被腸道吸收，變得乾燥的糞便。

● 而長期便祕，宿便因殘留在腸道，經過發酵會製造許多有害物質，如惡臭的硫化氫、氨等酸性毒素，透過血管進入血液，造成身體血液酸化，形成酸性體質，進而損害身體器官組織，免疫力逐漸下降，間接加速人
● 體老化的速度。

宿便的囤積也會引起許多慢性疾病，如身體肥胖、腸道機能失調、結腸癌、大腸癌直腸癌，還有肝病、腎機能障礙等。

**如何定義便祕？它有哪些症狀？
有哪些原因或疾病會造成便祕？**

 以時間的定義，持續三天以上沒有排便，便稱為
便祕。

　　便祕的主要症狀，包括：
排便困難、排便次數少、無
法順利排便，或排便後肛門仍
有殘便感等。這些症狀都是大
腸機能作用減弱，使大腸處理
糞便通過的時間，變得較長、
較緩慢，同時造成排出的糞
便較乾硬，且所含水分低於
70％。

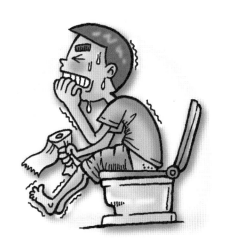

　　造成便祕的主要原因是，生活習慣的改變和不正常的飲食習
慣；此外，還包括：腸道機能異常、內分泌或神經系統失調、水
分及高纖維食物攝取太少、睡眠不足、排便習慣不良、長期臥床、
缺乏運動、工作壓力、焦慮，或服用減緩消化藥物等用藥習慣等。
孕婦、產婦及老年人等也都是便祕的好發族群。

　　對多數人來說，便祕不會造成多大的傷害。但要注意，它有
可能是身體出現疾病的警訊。**可能引起便祕的疾病**包括：大腸癌、
子宮頸癌、帕金森氏症和痔瘡等。

便便形成的
一生

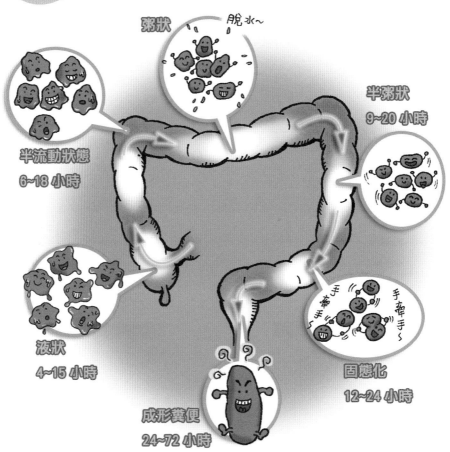

粥狀

脫水～

半粥狀
9~20 小時

半流動狀態
6~18 小時

液狀
4~15 小時

成形糞便
24~72 小時

固態化
12~24 小時

在步調快速忙碌的現代社會裡，多數人有生活、工作的壓力，使得體內自律神經失調，導致腸蠕動失去正常運行機轉，一下子快，一下子慢，造成腸子痙攣，發生突然的腹部絞痛，雖有便意，但卻解不出來。

改善之道就是，讓體內自律神經運作恢復正常，腸蠕動就會正常進行運作。當腸道環境改善，這種情況就會消失。

改善便秘 · 活化腸道的按摩

活絡下半身副交感神經

自律神經失調是導致便祕的原因之一，藉由這種平順舒適的搖晃運動，會對腹部腸道產生一種按摩作用，藉此活絡下半身的副交感神經，提高腸道機能運作，有效改善便祕。

一天最好連續做三分鐘，也可分次完成。適合於任何時間進行，但於夜晚睡前或清晨起床前，在床上進行的話，效果倍增。

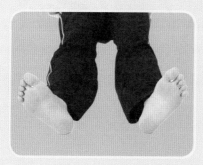

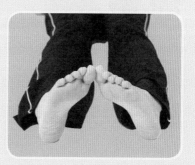

1 ◀▶
全身放鬆躺平在地板或床上，雙腳打開與肩同寬，腳掌先朝外開以「外八」的方式做預備。

2 ▶◀
然後兩根大拇指再往內側擺，如同鐘擺般搖擺，慢慢來回自然擺動。每日做20～30回。

【便祕自我檢測評估表&對症改善運動】

器質型便祕

- □ 飯後有激烈腹痛現象
- □ 體重突然下滑
- □ 糞便有混雜黏液或血液
- □ 有發熱、嘔吐現象
- □ 便祕症狀突然惡化
- □ 糞便色澤不正常（白、黑、灰、綠、紅等）

弛緩型便祕

- □ 排便後仍有殘便感
- □ 很少喝水
- □ 為了減重經常節食
- □ 不做運動，也很少走路
- □ 很少吃蔬菜和水果
- □ 身體虛弱，體力較差

直腸型便祕

- □ 沒有吃早餐的習慣
- □ 經常使用藥物或瀉藥
- □ 排便後仍有殘便感
- □ 經常有腹痛的感覺
- □ 糞便較乾硬，不易排解出來
- □ 不易感覺有便意

痙攣型便祕

- □ 工作壓力大
- □ 腹瀉、便祕經常反覆發生
- □ 糞便短又硬，像兔子糞
- □ 睡眠不足，經常打呵欠
- □ 生活忙碌，作息不規律
- □ 經常有腹脹感

結果分析

請勾選「便祕自我檢測評估表」。若勾選數為 4 項或 4 項以上，要注意是否為該類便祕患者，或自行調整作息飲食，或請醫生檢查診治。

★ **器質型便祕**：有可能罹患某種高危險性的腸道疾病。建議盡快到醫院，做進一步腸道檢查。

★ **弛緩型便祕**：必須多做腸道運動，刺激腸道蠕動。要多喝水、多走路、遵從便意上廁所。多攝取有助腸道乾淨的營養補助成分，如乳酸菌、藍綠藻及膳食纖維等有益菌。（詳見第 33 頁「弛緩型便祕運動操」）

★ **直腸型便祕**：養成每天固定排便時間。有便意就要上廁所。多喝水。勤練腸道保健操及肛門括約肌的收縮控制運動，將肛門用力往內縮。日常多攝取高纖維食物，補充腸道營養的保健品。（詳見第 34 頁「直腸型便祕運動操」）

★ **痙攣型便祕**：三餐作息正常、調整生活步調、紓解壓力、放鬆情緒。每天最好安排半小時進行腹式呼吸。多吃水溶性纖維的食物。一天要喝足 2500c.c. 的水。（詳見第 35 頁「痙攣型便祕運動操」）

弛緩型便祕運動

改善便祕按摩

腹部按壓完成後，記得要喝一杯溫水，可以幫助你引發便意，有效排除累積在腸內的食物廢渣，減輕腸道的負擔，讓身體變得較清爽。因為可改善便祕症狀，有便祕困擾的患者都非常喜愛這個簡易的按摩運動。

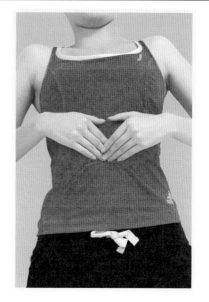

1 平躺，在肚臍上約4指處，用雙手輕輕按壓，約5～10分鐘。

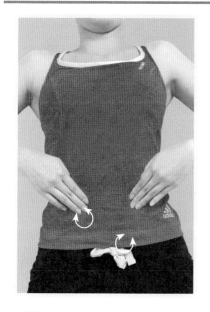

2 再轉按肚臍左右約2指寬處，用雙手輕輕搓揉，約5～10分鐘。

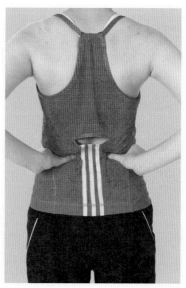

3 可繼續平躺或改為站姿，在背部腰椎兩側，在第四及第五腰椎的間隙旁約4公分（約4指），用雙手大拇指輕輕按壓，約5～10分鐘。

直腸型便祕運動

〔床上進行式〕幫助早晨排便

每日只要做上20次輕輕的腰部扭轉，不只可以刺激腸道恢復緊縮狀態，還可促進腸道蠕動速度及加強陳新代謝，達到「胃‧結腸」的反射作用，幫助排便及雕塑腰部曲線，我的家人都非常喜愛這個可排毒又可美腰的運動。

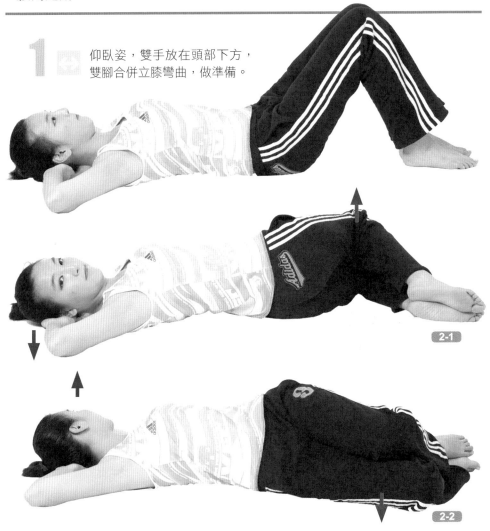

1 仰臥姿，雙手放在頭部下方，雙腳合併立膝彎曲，做準備。

2-1

2-2

2 再一邊吸氣，一邊用力扭腰，將雙腳帶向左邊傾倒在地面，頭部同時轉向右方，感覺腰部有扭轉的力量，約停留3秒。呼氣，恢復預備動作。再一次吸氣，換邊重覆動作，呼氣，恢復原狀。每日重覆10～20回。

痙攣型便祕運動

〔坐公車進行式〕代謝體內廢物

腹式呼吸可增加血液的含氧量，使人體的細胞組織獲得更多的氧氣，幫助體內囤積的廢物代謝，同時增強腹肌群，達到強健腸胃的功能，身體較有活力，不易疲倦。

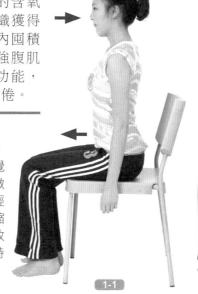
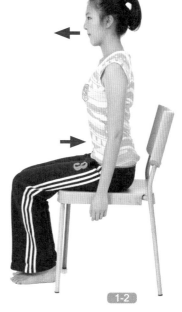

1-1 1-2

1 坐在公車座位上時，可先慢慢吸氣，感覺到腹部充滿空氣而微微鼓起；然後再輕輕吐氣，直到腹部收縮自然凹下為止，再放鬆還原。可利用時間，重覆10～20回。

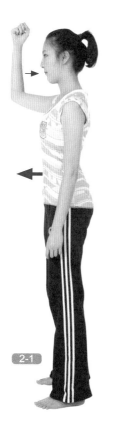
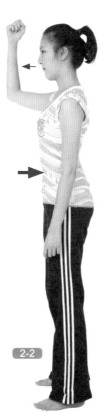

2-1 2-2

2 在公車上站立時，同樣可以利用時間進行這個動作。先慢慢吸氣，感覺到腹部充滿空氣而微微鼓起；然後再輕輕吐氣，直到腹部收縮自然凹下為止，再放鬆還原。每日可做10分鐘。

Q3 一有便意就去解便，卻只排出一點點。
為什麼呢？可以怎麼改善？

A 排便順利的三大要訣是：(1)加強排便力。(2)順從
便意，不要忍便。(3)快便。

　　然而，雖然順從便意，但排便量很少。之所以如此，大部分
原因來自飲食習慣──高纖維蔬果吃得太少，水分也喝得不夠。
如果這兩個都做到了，還不能達到充分的排便量，有可能是腹肌
力不夠強、腸蠕動不好，造成大腸糞便一時不能完全排出。

　　最好的改善辦法是，加強腹肌力，提升腸蠕動力，便能把腸
內糞便充分排出來。這可從多做**運動**、多做**腹肌操**，和多做**腹部
經絡穴道按摩**等來改善。

強化腹肌力，幫助排便的運動

加強排便力

運用這個簡單的動作，可培養你的腹肌力，促進腸道的機
能，刺激胃腸反應，有效促進腸道排出食物廢渣，預防便
祕，並能消除腹部贅肉，保持腹肌的彈性。

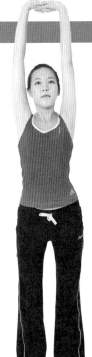

1
站姿，雙腳打開與肩
同寬，膝蓋打直。雙
手交叉反掌上舉，一
邊吸氣，一邊慢慢延
伸拉高，記得伸直背
脊，頭部微微抬高，
手臂儘量貼緊耳朵，
用力往上伸展，定點
停留約3秒。

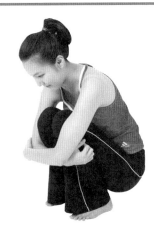

2
再一邊呼氣一
邊將手放下，
並緩慢蹲下以
手抱膝，停留
約 5 秒後，回
站姿，每日做
20～30回。

活化腸道按摩

平時若無時間做完一回合，可單選一個動作進行。適度的腹壓刺激，可以增進腸道機能運作，使血液循環更順暢，有效幫助消化，達到潤腸通便的作用。

推拿後若有部位稍感疼痛或咕嚕咕嚕作響時，表示有宿便囤積，可在該處加強仔細揉搓，幫助宿便軟化，並消除部位疼痛。非常適合在睡前按摩，有助隔天早晨排便；切忌在飯後進行，以免引起消化不良。

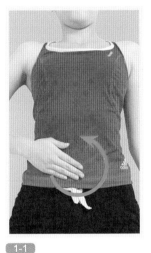

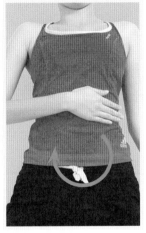

1-1   1-2

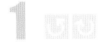

平躺將手掌置於下腹部逆時鐘方向揉轉30回，然後再順時鐘方向揉轉30回，每一回要慢慢揉轉並維持在10秒以上。

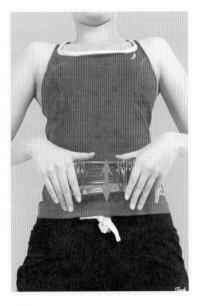

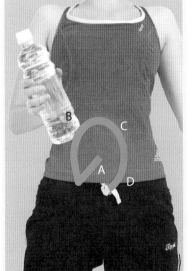

再拿一個裝水的保特瓶（也可用手握拳替代），瓶底貼置在下腹部，從肚臍（A處）開始以順時鐘方向按壓出日文的「の」字，劃繞過右上（B處），到左上（C處）直到左下腹（D處）。重覆約3回，每一回要慢慢揉轉並維持在10秒以上。

最後將瓶子橫放在下腹部上，慢慢來回不停滾動約30秒。

〔看電視進行式〕刺激腹部加強腹肌

若體力許可，可重覆進行這兩個動作，或選擇單一進行。藉由腹部刺激，除了加強腹肌外，還有消除腹部脂肪的作用，同時可活化內臟機能，促進腸胃蠕動，改善腹瀉及腸道脹氣，也能增強血液循環，增強脊椎的柔軟度。

1 仰臥姿，雙腳併攏立膝彎曲做預備。雙手伸直，感覺前方有條線在引導，慢慢挺起上半身約40度後停止，定點停留約5秒後，放鬆還原。每日可重覆進行約3～5分鐘。

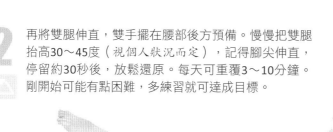

40度

2 再將雙腿伸直，雙手擺在腰部後方預備。慢慢把雙腿抬高30～45度（視個人狀況而定），記得腳尖伸直，停留約30秒後，放鬆還原。每天可重覆3～10分鐘。剛開始可能有點困難，多練習就可達成目標。

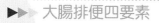

▶▶▶ 大腸排便四要素

● **纖維素**：若食物纖維素的攝取太少，容易造成固態廢物的堆積。

● **水分**：水分攝取太少，身體水量就會不足，便容易造成便祕。

● **蠕動**：大腸蠕動減緩，容易造成便祕。應多做運動或按摩，改善腸胃蠕動。

● **滑潤**：大便乾燥，表示缺乏油脂。可適量攝取植物性油脂。

A 我們要學習傾聽身體的訊息，如有便意產生時，要非常重視它，趕緊用正確的方式把糞排便出來。

正確的排便方式是，包括用「腹式呼吸」，然後立即「提肛收縮肛門，接著放鬆」。一直重覆這樣的動作，直到糞便排除乾淨。

正確的排便方式，還包括以下五件重要的事：

不可閱讀
不專心排便，會使便祕更嚴重。

不可久坐馬桶
坐太久血液循環會不好，造成便祕現象。

不可打電動
不專心，忘了排便，肛門因長時間血液循環不良，失去彈性。

不可吃瀉藥
長期吃瀉藥，會使腸道麻痺，抑制排便正常功能。

不可任意使用灌腸法
容易導致肛門組織退化，嚴重的可能會傷到直腸肛門或女性會陰部。

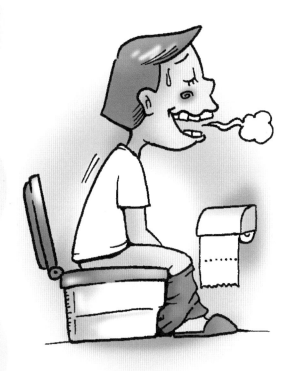

Q5 一陣子便祕、一陣子腹瀉交錯，是怎麼回事呢？

A 一陣子便祕、一陣子腹瀉交錯，就表示腸道出問題了！

第一，**可能是機能性障礙腸道問題**，包括自律神經失調（腸躁症）、食物過敏、生活環境改變（出國旅行、出差），比較好解決。

第二，**可能是感染性或器質性腸道問題**，包括病毒或細菌感染、發炎（發炎性腸炎——腸病毒、禽流感等），以及嚴重器質性腸道疾病（大腸瘜肉、大腸直腸癌或腫瘤、潰瘍性結腸炎等），必須進一步治療、手術、化療放射治療，若處置不當，可能有致命的危險。

雖然目前臨床上，反覆性的腹瀉與便祕，以腸躁症患者居多。但千萬要注意的是，要先找胃腸專科或大腸直腸外科專科醫師，做詳細檢查正確診斷。早期治療，方為上策。

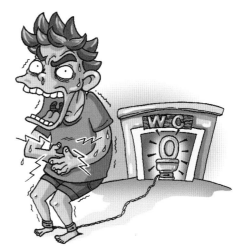

A 不可以。

軟便劑主要是運用有效的化學成分，刺激柔軟的腸道黏膜，促進腸道的蠕動，達到排便的功效。

千萬要注意的是，這種人為的刺激，容易持續破壞腸道天生黏膜的敏感性及消化能力。

所以，便祕時若需使用軟便劑，一定是要經過專業醫師的診療及給藥的程序。絕對不可自行購買、亂用藥物而影響到腸胃的健康。

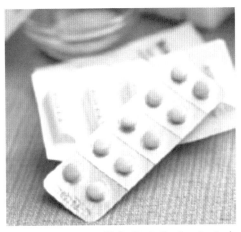

▲軟便劑須按照醫師指示使用，切勿自行購買使用。

Q7 咖啡灌腸、浣腸法及大腸水療法，對於便祕是否有幫助？可以經常使用嗎？

A 剛開始或許可以幫助較快排便，但常常用會讓腸道蠕動越來越麻痺。

　　我本人是不太贊成咖啡灌腸、浣腸法及大腸水療法，雖然這些方法對於便祕有一定的幫助，但非不得已時，儘量不要採用。

　　因為這些方法具有侵入性、刺激性，會加速腸子蠕動，剛開始使用，可能有助於較快排便，但經常使用的話，久而久之，腸道蠕動會越來越麻痺，嚴重時，甚至可能弄破大腸，造成腹膜炎、水中毒，因此務必在醫療人員監督下才能操作進行，以策安全。

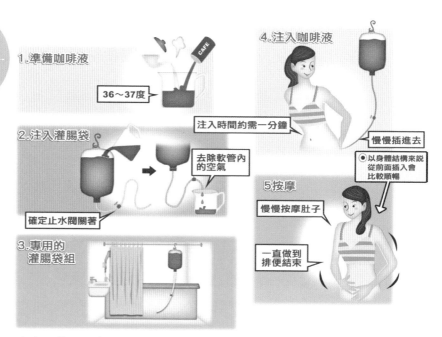

▲非不得已，儘量不採用。

Q8 一天裡面最好的上廁所時間？

A 早上五至七點之間，以及三餐飯後的十五至三十分鐘是一天中最適合排便的時間。

　　傳統中醫認為人體在早晨五至七點之間氣行大腸經，所以我們的腸胃在這段時間內蠕動最頻繁，也最容易排便。而三餐飯後也是最容易產生便意的時間，千萬不要錯過，要盡可能在飯後的十五至三十分鐘內讓自己去上廁所。

　　接下來，就是養成固定時間上廁所，而且最好在五分鐘內完成。如果無法順利排便，先起來走動或按摩腹部。這麼做可以幫助腸道蠕動，等待便意生起，就可以上廁所。

　　再次提醒的是，絕對不要錯過便意這大好時機，因為一旦忍便，錯過了，糞便就堆積了，也就容易便祕了。

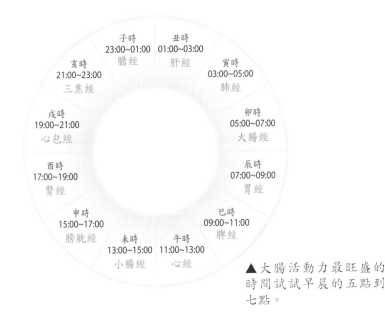

▲大腸活動力最旺盛的時間試試早晨的五點到七點。

A 要從飲食、生活習慣、心情等各方面入手。

◆ **一定要吃早餐**：吃完早餐，可引起「胃・結腸反射」，順利排便。

◆ **攝取足夠的水分**：每天至少喝八大杯水，可使糞便較柔軟濕潤，易排出。早上起床空腹喝一杯溫水，啟動身體運作的機制，預防消化系統疾病及慢性病。

◆ **補充足夠的膳食纖維**：膳食纖維雖然不會被人體消化，但能刺激腸道蠕動，吸收水分，增加糞便的濕潤度，促進排便。

◆ **利用果汁改善便祕**：例如柳橙汁，所含的豐富果膠可刺激腸道蠕動，促進食物快速通過消化道，利尿又通便。

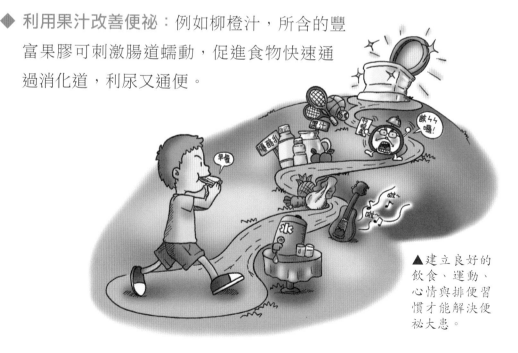

▲建立良好的飲食、運動、心情與排便習慣才能解決便祕大患。

黑棗汁，含豐富的天然膳食纖維，具有通腸潤便的作用，改善排便不順，可在二餐之間飲用。

◆ **適量補充有益菌**：可改善便祕，幫助腸道對抗輪狀病毒的侵襲，保護腸道黏膜的健康，有效改善腸道酸性環境，提升腸道免疫力，並且能抑制致癌物質產生。

◆ **轉個彎，心情好、壓力少**：長期的精神壓力會打亂內分泌系統，影響腦神經功能，抑制腸道蠕動，發生便祕。因此，便祕患者應調整思緒及生活的步調，好好放鬆心情，避免過度操勞。

◆ **多做腸道健康運動**：培養規律的運動習慣，增強腸道的機制運動。每天至少運動二十至三十分鐘，利於腸道蠕動及有益菌的生長。

◆ **建立固定排便的生理時鐘**：每天定時定餐，身體即會產生有便意的意識，久而久之，糞便每天自然會在固定時間得到解放。尤其便祕患者，應確實培養排便的固定時間。

▶▶▶ 三餐正常吃～有效調整腸道健康

● 若食物是身體能源（量）的來源。我們每天都要三餐均衡吃，養成「早餐吃得好、午餐吃得飽、晚餐吃得少」的原則和規律。

● 不管怎麼吃，「均衡飲食」最重要，充分有效攝取「六大營養素」──蛋白質、醣類、脂肪、礦物質、維生素、水。

● 除了適量均衡攝取之外，還要記得多吃高纖維蔬果、益生菌（乳酸菌、比菲德菌……）、充分的水分（平常時30cc/kg，流汗運動時40cc/kg）。

● 有便祕困擾的人，三餐均衡的吃，可以有效改善和調整腸道健康。

Q10 什麼是益生菌？它對腸道保健有什麼好處？

A 益生菌，簡單的說，就是對身體有益處的細菌。

益生菌在腸道保健方面好處多多，包括發揮新生細胞遞補作用、穩定腸道菌叢生態平衡、提高免疫力、預防癌症、改善胃腸蠕動及便祕、改善過敏及乳糖代謝，以及形成腸壁屏障等。

◆ 哪些因素會影響腸道益生菌的生長呢？

這包括飲食過於精緻化、高脂肪和高蛋白的飲食、生活壓力太大、不當使用藥物等，以及隨著年齡的增加、益生菌的逐漸減少。

◆ 哪些族群最需要補充有益菌呢？

三十歲以上、運動量少、壓力大、容易失眠、不喜歡吃蔬菜、曾患大腸激躁症、曾患痔瘡、肥胖、三餐不正常、服用抗生素的人們，都要特別注意有益菌的補充和保健。

◆ 如何培養腸道的好菌呢？

- **搭配蔬菜效果加倍**：增加纖維質及寡糖的含量，維持腸道菌叢生態平衡。
- **睡前補充有益菌**：睡前不吃東西，腸胃蠕動較慢，也會減少胃酸分泌量，有利於有益菌的繁殖和生存率。

- **攝取菌種宜多樣化**：不同菌種有不同功能表現，多樣化菌種的吸收，能幫助腸道製造優質的環境。
- **藥物及好菌不可同時服用**：因為有益菌對於抗藥性病菌會顯得較脆弱，所以建議服藥後兩小時再補充。
- **選擇時機補充好菌**：酒、醋和辛辣調味料會影響腸道菌叢的生態平衡，所以建議上述飲食兩小時後，再補充有益菌。

▶▶▶ 有益菌補充品

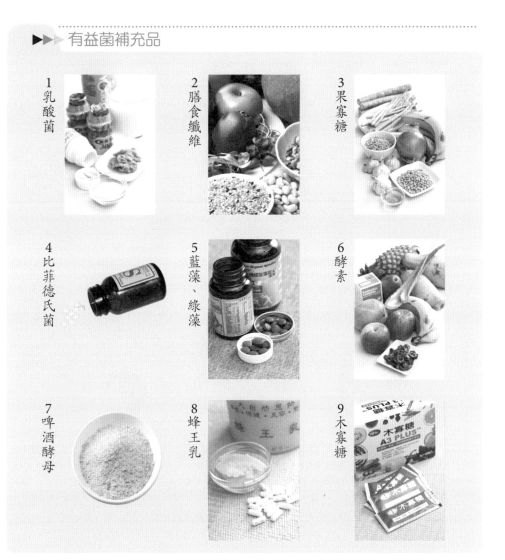

1 乳酸菌　2 膳食纖維　3 果寡糖

4 比菲德氏菌　5 藍藻、綠藻　6 酵素

7 啤酒酵母　8 蜂王乳　9 木寡糖

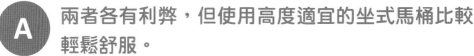

Q11 蹲式馬桶或坐式馬桶，哪種較能順利排便？

A 兩者各有利弊，但使用高度適宜的坐式馬桶比較輕鬆舒服。

　　蹲式馬桶對於老年人或膝蓋老化、退化，及關節炎（關節痛）的人，可能非常不好，可能導致膝蓋的損傷或臏骨的肌腱炎，排便後要站起來有相當的困難度，最好有扶手幫幫忙比較安全。但老式蹲式馬桶也有它的好處，因為蹲下來，我們的腹肌加強使力，會容易排出便來。

　　雖然兩者各有利弊，但據我的觀點，比較贊成使用高度適宜的坐式馬桶，解起便來比較輕鬆舒服，但重要的是高度要適中，兩腳可以著地排便才好使力。若有些小孩子或腿短者可用小凳子墊腳，就可以比較容易使力排便。

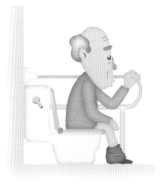

▲老年人適宜坐式馬桶，且要有扶手才安全。

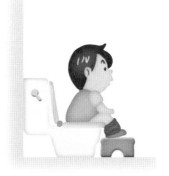

▲馬桶前擺張小凳子墊腳，有助於孩童使力排便。

血便

個案｜急性下消化道出血

　　王伯伯，67歲，退休老師。前陣子，天氣特別濕冷時，他覺得下腹部怪怪的，說不出所以然的隱隱脹痛感，但每天排便還算正常。直到某晚，腹痛突然加劇，如廁後，竟解出一大灘鮮紅色的水性血便。王伯伯頓時臉色蒼白，頭昏眼花，暈倒在地。

　　家人立即將他送醫急診。當時血紅素只有 6.3gm/dl，急診輸血 3000cc，同時照會大腸直腸外科醫師及胃腸科醫師，施行緊急內視鏡檢查。檢查發現，胃及十二指腸部分無任何異常，大腸直腸腔內卻充滿鮮紅色的血塊和血便，腸黏膜呈廣泛性水腫鬱血。這是「急性下消化道出血」的典型病例。

個案｜肛裂

　　王小弟，5歲，圓滾滾的很可愛。但最近一星期以來，每次上廁所都痛得哇哇叫。媽媽在他的糞便上看到有血絲，非常緊張，仔細一瞧，肛門正後方好像長出一粒皮肉樣的隆起物。由於每次解便都非常得痛，王小弟彷彿得了如廁恐懼症，說什麼也不肯上大號了。

　　經過我們仔細檢查，原來王小弟拒絕上廁所的元凶是「肛裂」。

Q1 如何定義血便？什麼原因造成血便的發生？

 血便是屬於一種症狀。當糞便裡含有血液，或由肛門排出了血液，就稱為血便。

有可能是上消化道或下消化道產生病變所造成，譬如惡性腫瘤、腸道發炎、直腸異物阻塞，或肝、膽、胰臟等部位出現異常狀態時，出現血便的症狀。

而因使用某些藥物，引起消化道潰瘍，也會造成上消化道的出血，或是下消化道的血便。

臨床上，痔瘡流血，也算是一種血便。

要非常小心的是，引起血便的可能疾病。

▶▶▶ 可能引發血便的疾病

軟而呈柏油黑色的糞便	硬而呈暗紅色的血便	其他
• 胃潰瘍 • 十二指腸潰瘍 • 胃癌	• 大腸直腸癌發生的前兆	• 大腸瘜肉 • 腺瘤 • 血管生成異常 • 痔瘡 • 憩室出血 • 大腸潰瘍

爲什麼肛門會出血呢？需要馬上就醫檢查嗎？

 許多腸道的異常，初期常以「出血」爲症狀。這些血液由腸管排出體外，就以「肛門出血」表現出來。

　　肛門出血的原因，非常的多，通常是因痔瘡、肛門裂傷、大腸直腸瘜肉等引起。而許多腸道炎症，如潰瘍性結腸炎、阿米巴性腸炎、結核性腸炎、傷寒、區域性腸炎；良性腸道疾病，如憩室炎、腸疊套等，往往因血便而引起注意。更嚴重的大腸或直腸癌，也都只有出血的現象。

　　大腸直腸肛門外科專科醫師會從大便的顏色、出血性質及多寡、患者的其他症狀，來判斷確實的出血原因，給予進一步檢查，並對症治療。

　　但肛門出血的患者，往往諱疾忌醫，多數自己以爲只是痔瘡出血，擦擦藥就好，而忽略了更進一步的檢查，耽誤了更嚴重的疾病治療。

　　筆者在此懇切提醒讀者的是，大腸直腸肛門外科醫師的正確診斷步驟是：

　　首先，以**手指**「**肛診**」，藉以區別肛裂、痔、瘜肉或是直腸癌。

　　其次，以「**肛門鏡**」檢查，評估痔瘡或肛裂的嚴重程度，及擬定治療方針。

　　之後，再以「**乙狀結腸鏡**」查看出血點是否源於肛門以上的大腸部分。

許多腸道炎症及腫瘤，都可輕易由此發現。若出血點在更上方的腸道，則須做「**大腸鋇劑攝影**」。

有疑問之處，可進一步以「**大腸纖維鏡**」檢查。

假如是很大量的出血，也可立即做「**動脈血管攝影**」，查出確實的出血處。

近年來，國人因食物的改變，大腸直腸癌的致病率有增高的趨勢。而剛發生的小病灶，於尚未有嚴重的症狀之前，給人的警告往往只有肛門出血。見微知著，訓練有素的醫師，可憑著這一點蛛絲馬跡，查出正確的病因，早期診斷早期治療，給予適切的處理，以造福國民的健康。

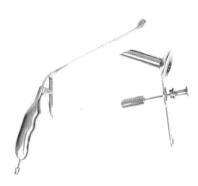

▲（左）內痔結紮器械。
（右）肛門鏡檢查器械。

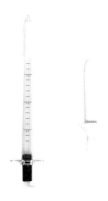

▲（左）拋棄式直腸鏡檢查器械。
（右）拋棄式肛門鏡檢查器械。

A 消化道出血的鑑別診斷：

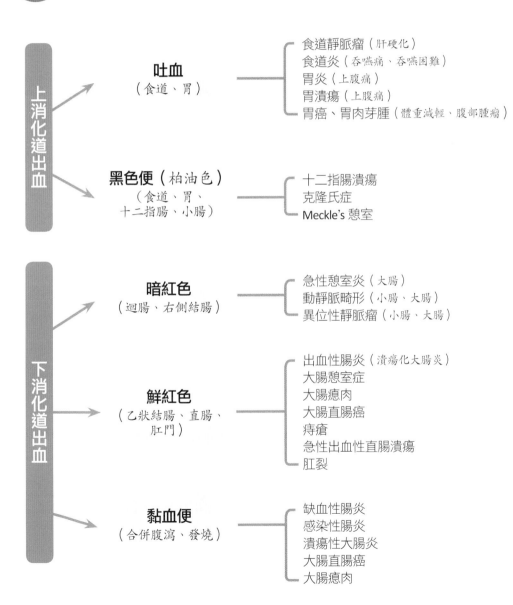

Q4 如果出現血便，它會伴隨什麼症狀？是否要馬上看醫生？需要做什麼檢查？

A 血便是腸道發出的警訊，若有發生，一定要盡快就醫與檢查。

如前所述，血便是指血液流入腸道與糞便一起排泄出來。它有可能是腸胃出血、消化性潰瘍、便祕引起肛裂，或是因痔瘡所致。還有，大腸直腸瘜肉、腫瘤、憩室，甚至可能是大腸直腸癌的警訊。

血便可區分為**血便、出血、潛血、黏血便**等四種，伴隨有腹部鼓脹、腹痛、頭暈、出汗、發熱、四肢冰冷，甚至輕微發燒等不舒服的症狀。因為消化道出血，引起血色素降低、紅血球減少，產生循環衰竭的現象。

胃腸道的病例，大多為消化道病變較多。而不同位置的消化道出血，會有不同的臨床表現。

而通常在糞便帶血的疾病中，以十二指腸潰瘍、胃潰瘍、痔瘡、肛裂及發炎性腸疾，例如急性憩室炎、潰瘍性大腸炎等占最大多數，而癌症只占一小部分。

透過糞便潛血反應、直腸鏡或大腸鏡的檢查，大部分是可以完全治癒的疾病。千萬不要忽略腸道發出的警訊，當發現有血便或排便發生異常時，一定要盡速就醫檢查和治療。

定期健康檢查，也能預防腸道的病原狀態，以減少血便的出現。

　　而每天解便時，學習觀察糞便的形狀、氣味及數量，可藉以了解腸道的菌叢生態，作為腸道健康的指標，期以減少腸道病變的產生機率。

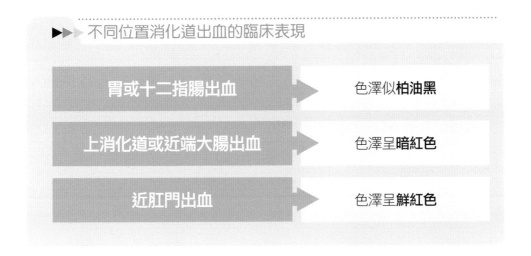

► ► ► 不同位置消化道出血的臨床表現

胃或十二指腸出血	色澤似**柏油黑**
上消化道或近端大腸出血	色澤呈**暗紅色**
近肛門出血	色澤呈**鮮紅色**

Q5 為什麼會發生肛裂？有什麼主要的症狀？

A 肛裂，是嬰幼兒常見的肛門出血疾病之一。而其實這種疾病，又是不分男女老少，都有機會得到。

肛裂的主要病因，無非是**不良排便習慣所引起**，尤其是**經常便祕又長期使用瀉劑的年輕女性最容易罹患**。在患者的性別上，以女性患者居多，而罕見於男性。

至於肛裂發生的部位，以肛門後方正中處最常見，其次為前方正中處。要注意的是，若發生的部位，在肛門左右側位置，必須考慮是否為克隆氏腸炎、肛門癌、潰瘍性結腸炎、結核病以及梅毒等其他疾病。

患者的病史是診斷的主要依據。典型的病史就是，便祕患者在解便當時或之後肛門劇烈疼痛，並有少許出血。出血量通常不多。

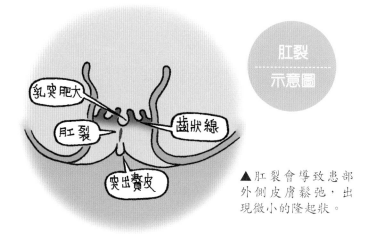

肛裂
示意圖

乳突肥大

肛裂

齒狀線

突出贅皮

▲肛裂會導致患部外側皮膚鬆弛，出現微小的隆起狀。

疼痛程度則因病情而異，起初有如刀割似劇痛，接著是強烈的痙攣痛，短則數分鐘，長者數小時，真是苦不堪言。

肛裂，必須及時治療，否則病情會由急性期的肛裂，惡化為慢性期的肛門潰瘍，而絕大多數的患者，從此開始恐懼排便的夢魘：**便祕**（糞便堅硬）、**疼痛、括約肌痙攣**，三者惡性循環，終日喘喘不安。

這時候，肛診就會呈現所謂的「三合一」症候群，外側為守衛性隆起物（贅皮），中間為肛門潰瘍，內側為肥厚性肛門乳突的臨床表徵。

▶▶▶ 肛裂的治療

初期肛裂的治療效果，大致良好。約三分之二以上的患者，可藉由「**保守療法**」而痊癒。所謂保守療法：

- **正確的飲食觀**：鼓勵多吃高纖蔬果，一天喝八大杯水。

- **維持適度的運動。**

- **規律的排便習慣**：養成常在家排便的習慣。解便時，避免過度用力擠壓肛門。擦拭肛門不要太用力。排便後，要用清水清洗肛門。

- **一天多次的溫水坐浴**：每次浸泡五至十分鐘，可以改善局部脹痛。

- **穿吸汗排汗良好的衣物。**

必要時，由專科醫師處方適度給予緩瀉劑，或塗抹麻醉性藥膏，予以止痛和防止便祕。一旦病情惡化，形成**慢性肛門潰瘍**，則必須訴諸側方部分內括約肌切開術，以及割除贅皮和肥厚性乳突等外科手術，才能對症治療，一勞永逸。

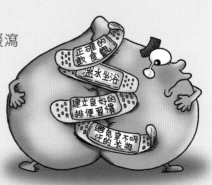

腹瀉

個案 旅行者下痢症

李先生全家趁孩子放暑假時，參加旅行團前往東南亞一帶觀光旅遊。好不容易能夠「偷得浮生六日閒」，全家興奮不已。

第一天抵達當地，全家享受了道地的自助餐美食，不料隔天傍晚就開始腹絞痛、上吐下瀉，全身乏力。幸好病情不大嚴重，服用隨身攜帶的旅行常備藥後逐漸好轉。這便是所謂的「旅行者下痢症」。

「旅行者下痢症」就是指出國旅行時，旅客在比較落後的發展中國家（如熱帶、亞熱帶地區），因當地飲食衛生不良，因食物中毒而發生腹瀉症狀之稱謂。

Q1 造成腹瀉的主要原因？

A 造成腹瀉的主要原因是細菌和病毒的感染。

人體吃到不新鮮和不乾淨或有毒的食物，自然會產生自我防禦的動作，用「瀉」的方式將這些有害身體的物質，排出體外。

除此之外，**藥物過敏**也會造成腸道不易吸收水分，造成腸道內食物還未消化吸收就快速通過並排出體外。

另外，**腸道吸收不良、各式各樣的壓力、自體免疫性疾病、內分泌失調、輻射性的傷害**（如癌症治療項目之一的放射性治療，會傷害身體細胞組織）等，對小腸內壁黏膜，干擾養分和水分的吸收，減弱腸道的功能，導致腹瀉。

▶▶▶ 突然腹瀉時，要如何正確的處置？

若發生腹瀉，必須先暫停進食，淨空腸道，讓腸子休息，再補充水分或含礦物質的礦泉水，千萬不要自行服用止瀉藥。

腹瀉嚴重時，就要馬上找專科醫師求診，找出原因，對症治療。

腹瀉分成哪幾個類型，以及引起的可能原因？

 腹瀉分成「急性腹瀉」和「慢性腹瀉」兩大類型。

前者再分成「**非感染性**」和「**感染性**」兩種。後者又類分為「**機能性**」和「**器質性**」兩種。以下分述它們引起的可能原因。

急性腹瀉	非感染性	精神壓力（如大腸激躁症）、食物過敏症（如乳糖不耐症）、暴飲暴食、睡著時會感到身體冷（俗稱的寒性冷底體質）等。
	感染性	細菌感染（如沙門氏菌感染，及其他各種細菌感染等腸炎）、病毒感染（如諾羅病毒、小兒輪狀病毒、感冒等腸炎）、寄生蟲腸道感染（如阿米巴赤痢）。
慢性腹瀉	機能性	人際關係或工作壓力、不規律的飲食生活、過勞及睡眠不足、自律神經失調病症（如腸躁症）。
	器質性	因食用抗生素引起偽膜性大腸炎（因不當服用大量抗生素造成腸癌而出現血便或是黏液性的糞便）、糖尿病、過敏性疾病，及肝臟、胰臟、大腸炎、泌尿系統的疾病，還有癌、瘜肉、潰瘍性結腸炎等。

Q3 腹瀉有哪些主要症狀？生活飲食要如何照護？

A 發生腹瀉時，首先要忌口。

　　消化器官受到感染而引起腹瀉時，會有食慾不振、腹痛、嘔吐、打嗝、肛門周圍潰爛或疼痛、四肢無力、發燒、失眠、頭暈、意志力降低、焦躁不安及嚴重脫水等現象。尤其是，體力電解質不平衡時，甚至有休克的情況。

　　腹瀉發生時，是非常不舒服的。這時候，除了遵照醫囑，患者和照顧者可以藉由下面五種方法，減緩和停止腹瀉的不適。

漸進式飲食	先是忌口，不要吃任何東西。再慢慢從流質、半流質、稀飯、軟食進食起，而且必須是非常清淡的，不含油脂的，纖維質少的，易消化的食物。
清潔肛門	每次上完廁所，要用溫水把肛門洗乾淨，保持舒適乾爽。
補充水分	多補充水分或含電解質的運動飲料，預防體力虛脫。
補充和增加腸道益菌	攝取乳酸菌飲料，促進腸內有益菌，減輕腸道的負擔。
適當休息放下壓力	學習放鬆身體和紓解情緒。並且要臥床休息，充分睡眠。不可再熬夜。

Q4 喝牛奶會拉肚子的人，到底腸道出了什麼毛病？

A 牛奶本來就是老天爺設計給小牛吃的。牛奶中含有大量酪蛋白，人類本來就很難把它消化完全。

有很多人對牛奶裡的酪蛋白會過敏，因而發生過敏反應，形成過敏體質，不得不加以注意。

酪蛋白的過敏症狀，會發生在皮膚、腸道和呼吸道。

皮膚的過敏反應，有可能是出現出疹、濕疹、兩眼發紅或痕癢。腸道的過敏反應，有可能是腹痛、腹瀉、嘔吐或大便帶血。

呼吸道的過敏反應，包括有氣喘、嘴唇腫脹、呼吸急速或帶有聲音。這其中尤以呼吸道的過敏症狀最為嚴重和危險，發生時必須立即求醫。

另外一種是，如果是**乳醣（糖）不耐症**的患者，因為體內沒有分解乳醣的酵素，所以很容易因牛奶裡的乳醣不會被小腸吸收，而直接進入大腸，接著藉由大腸內的菌群來分解，產生酸和氣體，刺激大腸而引起腹痛和拉肚子。

所以，有牛奶酪蛋白和乳醣兩類過敏原的人，一定要對牛奶敬而遠之才行。

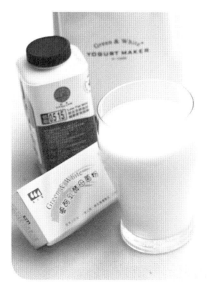

Part 2

遠離「大腸瘜肉」的
關鍵解密

根據 2012 年資料統計，在一〇三萬人的大腸癌篩檢中，有二萬三千七百人罹患大腸瘜肉！

　　大腸瘜肉是個沉默的殺手，它有可能是大腸直腸癌的前身，可能發生致命的危機。我們絕對不可輕忽它的殺傷力。

個案 ｜ 增生性瘜肉

　　在近代人物中，因罹患大腸瘜肉，後來轉成惡性突變，形成大腸癌的案例，以美國第四十任總統隆那雷根先生最為有名。他當時 70 歲。

　　雷根總統是在健康檢查中，糞便潛血反應呈陽性（表示有肉眼看不見的潛血），因而接受乙狀結腸鏡的檢查，結果發現直腸部位有一顆良性增生性瘜肉，並立即切除。

　　一年之後，糞便篩檢再度呈陽性反應。這一次，醫師更慎重地進行 160 公分全大腸肉視鏡檢查。結果發現，在盲腸附近升結腸處，有一絨毛性大腸瘜肉；病理顯示已有癌性突變，屬於大腸癌第二期。立即安排右側大腸切除術。

　　這個案例充分顯示：
- 定期健康檢查的重要，可早期發現疾病，早期治療。
- 大腸瘜肉和大腸直腸癌的密切關係。

個案 | 腺瘤性瘜肉

身為胃腸專科醫師，我非常重視身體的健康。滿 50 歲之後，我每年必定做糞便潛血篩檢，每隔三年做一次大腸內視鏡及胃鏡檢查。

在西元 2006 年 6 月的大腸鏡檢查中，發現升結腸長了一粒 0.5 公分的瘜肉，病理檢驗報告顯示是腺瘤性瘜肉，且有局部癌化，分化不良的病變。當時當機立斷切除乾淨，以杜絕後患之憂。

2009 年再次檢查時，非常慶幸地已不見瘜肉的蹤影，腸道一切正常。

2011 年，發現在降結腸有一粒 0.3 公分的增生性瘜肉，立即用內視鏡予以切除。

個案 | 絨毛性腺瘤瘜肉

呂女士，家庭主婦，55 歲。在政府推行每兩年做一次的糞便潛血篩檢中，呈現陽性反應，所以前來門診做進一步大腸內視鏡檢查。結果發現，直腸長了一粒大約 3 公分的瘜肉，隨即立即施行瘜肉切除手術。病理檢驗結果顯示，屬於絨毛性腺瘤瘜肉，並有高度不良化生突變（High Grade dysplasia）。

這類瘜肉是大腸直腸癌的前身，切除後，必須定期密切追蹤檢查，以策安全。

由以上三個案例來看，每個人在 50 歲之後，每年都要做糞便潛血篩檢，以及每二至三年定期施行大腸鏡追蹤檢查及監測。

大腸瘜肉是大腸直腸癌的前兆，不論大小都應早期切除治療。它可能毫無症狀，但絕不能輕忽。必須防患疾病於未然，以免人生彩色變黑白。

Q1 何謂大腸瘜肉？它會有症狀嗎？

 大腸瘜肉，簡單地說，就是腸壁組織發生異常的增生或突變而形成的隆起物。

它好發在左側乙狀結腸與直腸部位，在西方國家，發生率為 60 ～ 70％；右側僅占 30 ～ 40％。目前在台灣地區，瘜肉出現在右側大腸的機率越來越高，而且有越來越年輕化的趨勢。

大部分的大腸瘜肉，**初期都無明顯症狀，一般以透過例行健康檢查，如大腸內視鏡或大腸鋇劑 X 光攝影，發現居多**。少數患者，因為下腹痛、排血便或是糞便帶有黏液作追蹤治療時，才被意外的發現。

在臨床上，較大的瘜肉，可能會產生潰瘍、出血或排便不暢等現象，甚至造成阻塞腸腔，呈現噁心、腹痛或嘔吐等症狀。

必須提醒的是，有些良性瘜肉可能默默地隨著時間長久演變成癌症。因此，當腸道系統自覺出現異常狀態時，應盡速就醫檢查，以免延誤黃金診療時機，造成病情惡化。尤其有瘜肉家族史或病史者，更應定期接受大腸鏡檢查，或依家人發病年齡往前推十年，進行大腸鏡健檢。

橫結腸

繼續吸收水分，通過時間 9 〜 20 小時。

升結腸

吸收液態殘渣水分，通 過 時 間 6 〜 18 小時。

小腸吸收完營養後，殘渣送至大腸。

降結腸

糞便漸漸形成固態，通 過 時 間 11 〜 22 小時。

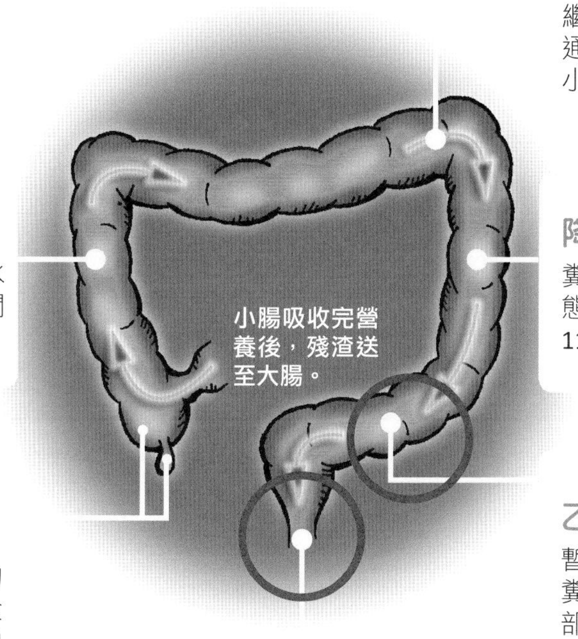

盲腸、闌尾

和小腸接合處的活瓣，能避免食物殘渣逆流。通 過 時 間 4 〜 15 小時。

直腸

將訊息送回腦部，產生便意，排出糞便。

乙狀結腸

暫時留住固態的糞便，直到腦部傳來訊息，才將糞便送往直腸。通過時間 12 〜 24 小時。

▲大腸瘜肉好發於乙狀結腸與直腸部位。

Q2 大腸瘜肉的形成原因，和什麼有關？

A 大腸瘜肉的致病原因，眾說紛紜，目前仍不明確。

根據醫學研究報告顯示，可以確認的是，**環境飲食因素**占80％，**遺傳因素**占20％。

在環境飲食方面

偏好高脂肪、低纖維西式飲食者，大腸瘜肉的罹患率高。反之，常吃高纖維、低脂肪食物的人，罹患率相對就少很多。

80%

20%

在遺傳方面

包括遺傳性大腸直腸癌症候群占6％，其中遺傳性腺瘤性瘜肉症（FAP）占1％，遺傳性非瘜肉（HNPCC）占5％。

而腸道老化也可能造成大腸瘜肉的發生。臨床上，年齡越大，發生機率越高。最具代表性的就是增生性瘜肉。

另外，腸道環境惡化，也會讓大腸瘜肉發生率大增。此外，內分泌異常、種族等因素，也須列入致病原因的考慮範圍。

Q3 哪些族群較容易罹患大腸瘜肉？

A 大腸瘜肉的形成原因和環境飲食、遺傳、腸道老化、腸道環境惡化內分泌異常等等有關。

　　根據臨床統計發現，好發大腸瘜肉的危險族群包括：

- 50 歲以上的年長者。根據臺大醫院統計，50 歲以上健康檢查者，約 6％有大腸瘜肉，其平均年齡 52 歲，較大腸癌發生的平均年齡早 10 歲左右。

- 體重過重（BMI>24 ～ 27）者。男性正常的 BMI<24，腰圍 <90 公分；女性正常 BMI < 18 ～ 20，腰圍 < 80 公分。（註）

- 缺乏規律運動者。

- 嗜高脂、肉類、燒烤、油炸食物者：飲食上偏好高脂肪飲食、動物性肉類（如牛、豬、羊等紅肉）、刺激性的燒烤、油炸食物，以及甚少攝取高纖維蔬果者。

- 有家族遺傳史者。

- 經常抽菸或喝酒者。

- 更年期婦女。

- 糖尿病患者。

（註）BMI（Body Mass Index）身體質量指數計算公式：

$$\frac{體重（公斤）}{身高（公尺）^2}$$

健康人的 BMI 值應介於 $18 \leqq BMI \leqq 24$。

Q4 大腸瘜肉會有什麼症狀？

A 大腸瘜肉在初期幾乎毫無症狀。

大部分患者往往經由例行性健康檢查，如糞便潛血篩檢（呈現陽性反應），或大腸內視鏡及大腸鋇劑 X 光攝影發現。

而且除非瘜肉已大到一定程度，大約超過 2 公分以上，有時才會出血，出現血便、貧血，以及腹瀉等症狀。

有的瘜肉太多或太大，形成腸阻塞或腸套疊的情況下，這時會有噁心、嘔吐、腹痛等現象。而「**絨毛腺瘤性瘜肉**」，常常會造成黏液性血便或嚴重腹瀉，在臨床上出現有電解質不平衡（血中鉀過低）以及脫水的現象。

此外，還有一種「**幼年直腸瘜肉**」，屬於「有蕈狀有莖型的瘜肉」，也會出現脫出肛門外頭的情形，嚴重者有時甚至會自動截斷而造成大出血，發生休克現象。

瘜肉的
類型

有莖型瘜肉

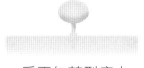

扁平無莖型瘜肉

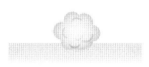

絨毛腺瘤性瘜肉

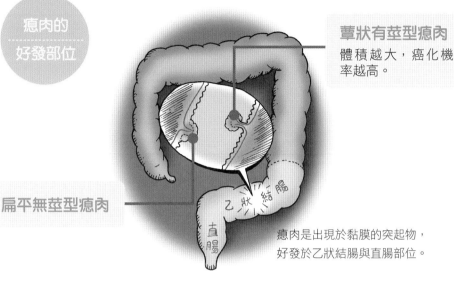

瘜肉的
好發部位

蕈狀有莖型瘜肉
體積越大，癌化機率越高。

扁平無莖型瘜肉

瘜肉是出現於黏膜的突起物，
好發於乙狀結腸與直腸部位。

乙狀結腸

直腸

▶▶ 肛門有突起物，如何區分是痔瘡或瘜肉？

肛門口有凸出的腫塊，大部分是痔瘡惡化形成的脫出性痔瘡。如果摸到一個硬硬的圓形凸出物，而且感覺腫痛，則是血栓痔。

一般而言，瘜肉只有出血症狀，不會感覺疼痛，但不可因此掉以輕心。為慎重起見，一定要尋求大腸直腸專科醫師看診，詳細檢查，便可分曉是瘜肉還是痔瘡。

大腸瘜肉分有幾種類型？

 大腸瘜肉主要包括兩大類：增生性瘜肉和腺瘤性瘜肉。

◆ **增生性瘜肉**

通常是微小的黏膜突起，常小於 0.5 公分，它不會變成惡性腫瘤。最常發生在直腸或乙狀結腸。這種小的黏膜突起，通常和周邊的黏膜呈同一顏色或略為蒼白。

增生性瘜肉可能單獨發生，也可能在某一段大腸中以數個瘜肉型態成群存在。小的增生性瘜肉是廣基性的，較大者有可能成有莖性。

◆ **腺瘤性瘜肉**

在組織病理上，它分為**管腔型、絨毛型**，以及二者混合存在的**混合型**。

絨毛型所占的比例越大，惡性變化的機率較大。雖然現今對於癌症的來源還有爭議，如有人認為有些癌症由正常細胞直接變化而來，但大多數認為是由腺瘤性瘜肉轉變而來。

小的腺瘤性瘜肉，在小於 0.5 公分時，通常表面像正常的黏膜顏色，偶爾為紅色。瘜肉較大時，表面可能保持正常的黏膜顏色或可能充血色。小的瘜肉通常為廣基性，較大的瘜肉可能為廣基性或為有莖性。

腺瘤性瘜肉可能在某一部分上發生惡性變化，進行成為大腸癌。這種過程就是所謂的「**腺瘤—腺癌步驟**」。這種變化和腺瘤的大小很有關係。

　　以肉眼的判斷，實不易分辨增生性瘜肉和腺瘤性瘜肉。常常需要靠切片或瘜肉切除術，利用病理檢查藉以分辨。

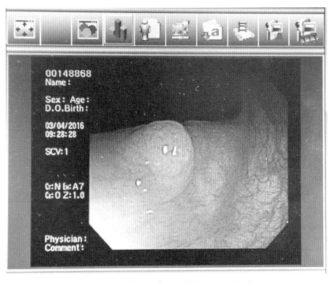

▲透過大腸鏡檢查腸道有出現瘜肉。

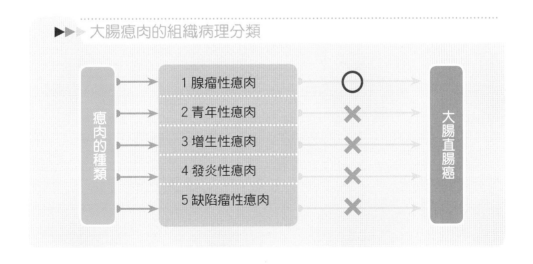

▶▶▶ 大腸瘜肉的組織病理分類

瘜肉的種類	1 腺瘤性瘜肉	○	大腸直腸癌
	2 青年性瘜肉	✕	
	3 增生性瘜肉	✕	
	4 發炎性瘜肉	✕	
	5 缺陷瘤性瘜肉	✕	

Q6 何謂大腸腺瘤？有何臨床症狀？
為什麼它容易變成大腸癌？

 A 大腸腺瘤開始時是一種良性腫瘤。

就組織學來說，大腸腺瘤是來自大腸黏膜的腺體細胞異常增生所引起的。就分類而言，我們將大腸腺瘤分為「管狀腺瘤」、「管狀絨毛性腺瘤」及「絨毛性腺瘤」，其中以「管狀腺瘤」最多，「管狀絨毛性腺瘤」次之，而單純「絨毛性腺瘤」較少見。

大部分的腺瘤不會產生症狀，出血症狀比較常見。腺瘤越大，出血的機率越高。

若是直腸或乙狀結腸的腺瘤，便容易發現有便祕、腹瀉、黏液性血便、腹痛等症狀。此外「巨大絨毛狀腺瘤」，可能出現腹瀉、脫水、低血鉀，甚至休克的情況。

腺瘤轉變惡化腺癌，端視其瘜肉大小、組織分類、細胞分化，這三項因素來決定。瘜肉越大、細胞異常分化越嚴重的，癌變的可能性越大。

在組織分類上，**依管狀腺瘤→管狀絨毛性腺瘤→絨毛狀腺瘤的順序，其癌變的機率會越來越高。**其中，絨毛狀腺瘤大約有20％的機率會變成大腸直腸癌，可說是相當驚人的比例，令人不容忽視「大腸腺瘤性瘜肉」的可怕。

雖然，由腺瘤性瘜肉轉變成大腸直腸癌的癌化過程，已為多數醫師學者所接受，但也不絕對表示腺瘤一定會變成癌症。但對病人來說，無論致癌機會大小，既然有腺瘤者會較一般人更容易罹患大腸癌，我們會認為一旦在大腸鏡檢查中發現有腺瘤存在，就應該盡可能予以切除。

Q7 所有的大腸瘜肉都是癌前的病灶？
都會變成大腸癌嗎？

 A 如上題所述，大腸腺瘤性瘜肉最有可能變成癌症。

目前醫學研究也顯示，大部分的大腸直腸癌源自大腸存在的良性腺瘤所轉變而來。這是所謂「腺瘤—腺癌」序列的關係（觀念）。

大腸癌發生的腺瘤癌系列圖

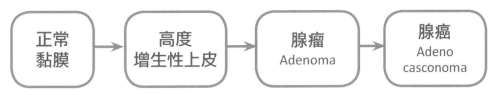

所以，「大腸腺瘤性瘜肉」被稱為「癌前病灶」，是腸癌的前身，而且若不切除的話，約五至七年（最晚十年），可能會轉化為大腸直腸癌。

值得一提的是，「家族腺瘤性瘜肉症」是大腸內有瀰漫性生長的瘜肉，「多發生瘜肉」有上百個甚至上千個瘜肉，這類病患在 40 歲以前都會轉變成大腸癌，它屬於人體染色體顯性遺傳。

▶▶▶ 哪些人容易罹患大腸直腸癌？

大腸直腸癌的高危險群包括：
• 有大腸直腸癌及腺瘤性瘜肉既往史者。
• 本身曾罹患乳癌、胃癌、卵巢癌及子宮內膜癌既往史者。
• 直系血親（父母）或兄弟姊妹曾罹患大腸直腸癌者。
• 長期患有潰瘍性大腸炎者。
• 曾被診斷為遺傳性腺瘤瘜肉或非瘜肉症候群，即家族性瘜肉症者。

註：高危險群發生率（罹患率），約為一般人的100倍。

Q8 孩童也會長大腸瘜肉，這是真的嗎？

A 是的。

　　孩童長大腸瘜肉，大多和遺傳有密切關係，例如幼年性瘜肉、家族性多發生腺瘤性瘜肉症、皮耶症候群和考登氏症候群，都屬於家族性大腸瘜肉症。

　　原因是，體內的第五對染色體基因發生缺失的問題。這段基因叫做 APC 基因（Adenomatous polyposis coli Gene）。其遺傳型態，大多屬先顯性遺傳，所以家族成員只要有人被檢查確定，其他成員一定要一併接受檢驗。正因其發生同樣瘜肉疾病的比例非常高，因此絕不可忽視家族間遺傳致病的可能性。

　　幼年性瘜肉，又名殘留瘜肉，屬於一種缺陷瘤。多見於 4 至 5 歲的孩童。是除了肛裂以外，兒童便血最主要的病因，也是幼兒常見的直腸瘜肉腫瘤。男女比例約二比一。

　　發生部位以直腸和乙狀結腸最多，其中 60％以上病灶，位於距離肛門口 10 公分以內。

　　通常，此類瘜肉幾乎都帶有細細長長的蒂，一旦發炎或劇烈摩擦，很容易受傷甚至斷裂而引起出血。但因為平時不痛不癢，很難自我察覺。90％的患者，都是臨床上出現無痛性便血或肛門脫出等症狀時，才被發現。

　　一般而言，幼年性瘜肉若自動斷裂而發生大量便血，雖然有些案例會自動止血，但大多數患者還是需要進一步利用內視鏡電燒或雷射等治療方法，才能徹底止血。

　　至於一旦發現瘜肉尚未斷裂或脫出肛門的案例，最好施行內視鏡圈套電燒瘜肉切除術（詳見第 81 頁圈套瘜肉切除術）來割除。其預後通常相當良好。

Q9 大腸瘜肉，做什麼樣的檢查才能發現？
其優劣點如何？

消化道主要的醫事檢測：

檢查項目	檢查方法	可能發現的疾病	優點	缺點
視診、聽診、腹部觸診、肛門直腸指診	用眼睛看或在腹部觸壓，可檢查到直腸下部的病變。	痔瘡、大腸瘜肉、大腸癌、攝護腺及泌尿道方面的疾病。	簡便的檢查，甚至往往可直接觸摸到直腸癌腫瘤，有效發現癌症。	檢查範圍只有手指的長度。
糞便潛血檢查	採取糞便試紙，用肉眼可探視消化器官內部的病變。	大腸癌、大腸瘜肉、大腸憩室、痔瘡。	簡單初期篩檢，無侵入行為。	非精密度的檢查。
大腸內視鏡檢查、大腸內視鏡超音波檢查	從肛門插入內視鏡，可直接觀察大腸內部黏膜的狀態。	大腸癌、大腸瘜肉、克隆氏症、潰瘍性大腸炎、阿米巴痢疾。	直接目視病變及做切片病理檢驗或瘜肉切除術。	侵入性檢查。
大腸鋇劑X光攝影	大腸的鋇劑攝影注入，用X光攝影，可看到大腸整體的狀態。	大腸憩室、克隆氏症、潰瘍性大腸炎、大腸狹窄的程度、大腸瘜肉。	不必施行麻醉。	間接性，一旦發現病變還要施行大腸內視鏡切片或瘜肉切除術。
電腦斷層（CT）、核磁共振（MRI）	利用這個檢查方法，所得的畫像，可以探查內部，用電腦處理就可以知道身體的變化。	大腸癌、大腸瘜肉（可發現癌症是否轉移）。	可查知大腸癌及大腸瘜肉侵犯程度及是否有淋巴轉移或肝、肺、骨骼等遠隔轉移器官。	費用高、有輻射性。

檢查項目	檢查方法	可能發現的疾病	優點	缺點
正子斷層掃描攝影（PET）	在體內注入檢查含F18葡萄糖同位素FDG藥劑，打入後，癌細胞會吸附藥劑，且此藥劑會在癌細胞的附近聚集，產生影像，顯現出異常狀態。	大腸癌（可檢查大腸癌是否再度復發）。	早期可以發現較小的腫瘤。	花費較高，需進行送審，才能決定健保是否支付。 檢測的設施較占空間。
血液腫瘤標記檢查（CEA）	血液檢查會有癌胚抗原（carcino-embryoni）的數值，可幫忙癌症的診斷。	大腸癌（可檢查大腸癌是否再度復發）。	對於手術後的判別有幫忙，如果癌胚抗原數值回復正常後再度升高，有可能是轉移的現象。	可預估手術後是否惡性腫瘤有復發跡象。
腹部超音波			無侵入性。	間接性查知病變。
直腸鏡檢查（25公分）	較容易。	可以看到乙狀結腸、直腸等部位。	不需麻醉，在門診就可操作。	侵入性檢查，只能看到直腸病灶。
乙狀結腸鏡檢查（60公分）	中等難度。	可看到降結腸、脾曲及靠近大腸等部位的病變。	不需麻醉、簡易灌腸，可以在門診操作。	侵入性檢查。
大腸鏡檢查（150公分）	難度較高，但全程可檢查整段大腸至盲腸。	可看到盲腸、大腸直腸的瘜肉、發炎及腫瘤等病變。	目前最實際有效的大腸檢查方式。	高度侵入性檢查，受檢者的腸道準備工作比較繁雜，易有出血、穿孔的危險。
大腸黏膜染色法檢查	以特殊的藍色染料，經由大腸鏡注入腸腔。	可診斷有無瘜肉等病變。	可清楚觀察可疑部位，及早切除瘜肉。	

Q10 無痛麻醉大腸鏡檢查，真的比較好嗎？

A 無痛大腸鏡檢查是一種安全舒適的選擇。

大腸鏡檢查是大腸疾病最精準的診斷工具，運用類似胃鏡的軟管從肛門進入大腸（大腸走向類似一個「冂」字型的符號，包含直腸、乙狀結腸、降結腸、橫結腸、升結腸），最後到達盲腸即可完成整個大腸鏡檢查。透過螢幕可以清楚觀察到大腸內部極微小的病變，同時也能運用大腸鏡順利且安全直接切除瘜肉、腫瘤或是早期癌。

以往只要是患者一聽到要做大腸鏡檢查，臉上表情立即瞠目結舌，一副吃驚、受窘的模樣，主要是因為患者可能經由親友的經驗口耳相傳，對於大腸鏡檢查聞之而色變，以前傳統大腸鏡檢查不僅費力且耗時，若是操作方法不當，經常造成患者疼痛不適。

而目前國內已普遍採用無痛大腸鏡檢查，經由靜脈注射給予短效的鎮靜及麻醉止痛藥物，可使患者患忘記檢查時的疼痛，並能減少患者的焦慮、不安與疼痛，而且全程大腸鏡檢查均有麻醉醫師全程監控陪同，是一種既安全又舒適的選擇，不會有任何身體不適症狀出現，而且可監測受檢者的心跳、血壓、血中氧濃度，預防及治療低血糖或其他問題，同時也能建立患者下次檢查的信心，僅少數的受檢者可能會有麻藥過敏的現象。

我也建議若經濟狀況許可，患者可採用無痛大腸鏡檢查，較不會感到腹脹疼痛，全程又有麻醉醫師陪同，整個過程安全與品質皆能獲得較佳的保障。

▶▶▶ 認識無痛大腸鏡檢查

- **相關費用**：目前健保並無給付無痛大腸鏡的檢查，因此受檢者必須額外自行負擔麻醉費用，一般自費的金額約在3000～6000元不等。

- **檢查時間**：從打麻藥開始到神智清醒約需30分鐘左右，而實際檢查時間約10分鐘完成。

- **誰不適合**：

  1. 年齡超過75歲。　　　　4. 過度肥胖。
  2. 心肺功能差。　　　　　5. 嚴重心律不整、心跳速度太快。
  3. 冠狀動脈疾病的患者。　6. 緊急大出血或腸胃沾黏等患者。

Q11 大腸瘜肉要如何治療？哪種手術方式最理想？

 大腸瘜肉的治療須依瘜肉大小、良性或惡性及腫瘤侵犯的程度來決定。

　　西元 1969 年，Doctor Shiya（日裔美國人新谷弘實）醫師，首度嘗試藉由內視鏡進行切除大腸瘜肉的手術，不再像以前必須剖腹手術做瘜肉切除，這是世界的創舉，也是醫學上的一大突破，對患者而言正是一大福音。

　　至於哪種手術方式最理想，是依大腸瘜肉的大小、良性或惡性及腫瘤侵犯的程度（惡性度）來做判斷和選擇。

　　一般而言有下列七種。其中，前五種手術方式，在內視鏡室就可進行，而第六種及第七種手術方式，要在手術房進行。

◆ 組織鋏切除術。

◆ 圈套瘜肉切除術。

圈套瘜肉
切除術

有莖型
瘜肉

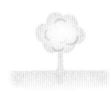
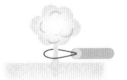
線圈把瘜肉根部圈住。　使用電燒切除病灶。

扁平
無莖型
瘜肉

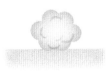
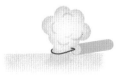
線圈把瘜肉根部圈住。　使用電燒切除病灶。

◆ 逐片式瘜肉切除術。

◆ 內視鏡黏膜切除術（EMR）。

 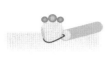 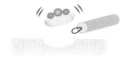 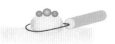

1 黏膜下注入生理　　2 病變部位向上隆起　　3 Sare（線圈）套入
食鹽水　　　　　　　　　　　　　　　　　　　　病灶

4 數次電燒打開使　　5 切除
力套緊

◆ 內視鏡黏膜下切除術（ESD）。

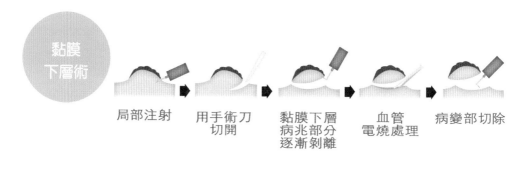

黏膜
下層術

局部注射　　用手術刀　　黏膜下層　　　血管　　　病變部切除
　　　　　　切開　　　病兆部分　　電燒處理
　　　　　　　　　　逐漸剝離

◆ **剖腹瘜肉切除術**：針對大腸瘜肉太大，或惡性侵犯程度高時的
治療方式。

◆ **腹腔鏡手術**：其手術方式依大腸瘜肉的大小、惡性度、組織侵犯
程度來作正確判斷。實施手術，由大腸直腸外科專科醫師執行。

　　然而，世界上沒有百分之百完美的事情，所以世界上也沒有
百分之百完美的手術，依醫生的專業、臨床經驗、患者的狀況，
施行最適當的手術方式就是最理想的。

Q12 大腸內視鏡檢查及手術，術前術後必須注意的事項？

術前（前三天）	進行清腸工作	三餐須進食低渣飲食，不能吃任何有渣食物，如青菜、水果等高纖維食物；也不可食用牛奶、其他乳製品。
	前一晚	只能喝清流質且易消化的食物。如無渣飲料和濾渣果汁、粥湯、肉湯、魚湯和菜湯等。
	術前當日	空腹。

術後

- 術後一小時再進食，並且以容易消化的食物為主，之後一切正常飲食即可。
- 若有些微腹脹腹痛時，可按摩腹部或多走動，促使腸道順利排氣，不適感也會慢慢減緩。
- 若仍持續不舒服，應盡速回診就醫。
- 多補充水分。

▶▶▶ 低渣飲食建議

低渣飲食內容包括：稀飯、白吐司、饅頭、海綿蛋糕、乾麵、麵線、豆腐乳、去皮的魚肉、蒸蛋（無加料）、瘦肉湯汁、青菜湯汁等。

| 蒸蛋 | 青菜湯汁 | 去皮魚肉 | 饅頭 |

瘜肉切除術，要多久才能康復？是否從此永不復發？

 大腸瘜肉切除術後的痊癒，通常要看手術的大小及範圍而定。

若做大腸內視鏡合併切除瘜肉的手術，休息一至三天就可完全康復。

若施行腹部手術，如腹部內視鏡瘜肉切除手術或剖腹瘜肉切除手術，則須住院，恢復期間長達三至十天，因病情嚴重程度而不同。

大腸瘜肉切除後，還是會再復發。其復發率，據統計高達20％，所以**要長期定期監測及追蹤檢查。**

若是腺瘤性瘜肉，因為它是大腸直腸癌的前身，若不切除的話，平均五至七年，最晚十年，就會變成癌症。

所以，大腸瘜肉切除後，最好一至二年再作大腸鏡檢查，一旦沒有任何瘜肉的跡象，可以三至五年再作檢查就可以。反正，即使瘜肉已切除，定期追蹤檢查還是必要的。

▶▶ 大腸內視鏡檢查及手術，會有併發症嗎？

大腸內視鏡檢查及手術，都屬於侵入性的行為，要特別注意出血及穿孔破洞引起腹膜炎的併發症。而併發症發生的可能性只有萬分之四。

Q14 切除大腸瘜肉後，如何做好日常保健？

A 大腸瘜肉的發生，可以讓我們檢視過往的步調，從飲食、生活和運動三方面徹底調整改善做起。

它不僅有助術後身心的恢復，更可養成穩定規律的日常步調，進而不再容易發生各種疾病。

飲食方面

- 實行慢食，細嚼慢嚥。

- 三餐飲食要定時規律。

- 營養要均衡：在肉類選擇方面，宜食用白肉，少吃紅肉和加工肉品；在蔬菜水果方面，天天五色蔬果，多吃高纖維。

- 口味要清淡：少吃辛辣刺激物，少吃燒烤物，少吃油炸物。

- 禁菸，戒酒。

- 多喝水：喝好水，喝小分子水；每天至少喝 30cc/Kg。也就是，50 公斤體重者，一天最少喝 1500cc 的水。清晨起床後，喝的第一杯水要溫開水（300 ～ 500cc）。

- 補充適當的營養素：要補充益生菌與維生素 B 群。

- 慎選健康食物：每天要聰明吃、安心吃、健康吃，拒絕黑心油及黑心食品。

- 吃好油：多吃植物性好油，如橄欖油、苦茶油。少吃動物性壞油及反式脂肪。

▶▶ 阿斯匹靈或鈣片，可預防大腸瘜肉？

曾經有醫學文獻報告，服用阿斯匹靈或鈣片，可以預防大腸瘜肉和大腸直腸癌的發生。但其案例統計數字不高，也沒有得到醫學界一致的認可，尚待進一步研究和考證。

- 規律生活作息——慢活。
- 充足睡眠，早睡早起，不熬夜（晚上 11 點前睡覺，早上 6 點起床）。
- 養成良好的排便習慣、不便祕、不下痢。
- 每天維持愉快生活，自律神經不失調。
- 正向樂觀的生活態度。
- 適當舒緩生活及工作壓力。
- 增強免疫力、抗癌力。
- 定期健檢。

運動方面

- 每天要做腹式呼吸。

腹式呼吸法

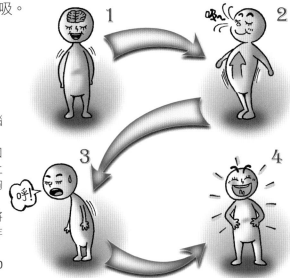

1 全身放輕鬆，釋放腦部壓力，穩定情緒。
2 從鼻子慢慢深吸一口氣，讓腹部慢慢往上膨脹起來，使整個胸腔脹滿空氣。
3 從嘴巴慢慢吐氣，將體內的空氣完全排出。
4 每次進行持續 5 ～ 10 分鐘。

- 飯後要散步或走路十五分鐘，不要馬上躺下休息。
- 持續適度運動，每週至少三天，一次三十分鐘。
- 不要做太激烈的運動，如打籃球、打網球都不宜。
- 每天要有充分的陽光日曬。但曝曬時間要適度，不要過度，以免罹患皮膚癌。
- 控制良好的體重。男性 BMI 小於 24。女性 BMI 小於 18 ～ 20

Part 3

遠離「痔瘡」的關鍵解密

一般常說「十男九痔」，是形容痔瘡在男性間普遍發生的情形。事實上，痔瘡不是男性特有的病症，男女患者比例大約一比一。部分懷孕或產後的女性，更是深受痔瘡之苦。

在大腸直腸專科的領域中，痔瘡是相當常見的疾病。如何照顧及治療痔瘡，是十分重要的課題。

個案 | 血栓性痔瘡

中年主管黃先生，平日久坐辦公桌每天十個小時以上。某次，和同事吃完麻辣鍋後，狂拉肚子，肛門口腫起來像龍眼大小的東西，痛得坐立難安，造成生活和工作上很大的困擾。經肛診及直腸肛門內視鏡詳細檢查，是吃太辛辣食物造成的痔瘡惡化，診斷為「血栓性痔瘡」。

個案 | 痔瘡合併肛裂

28 歲少婦，懷孕四個月，有痔瘡病史，排便習慣不規律，約三～四天解一次，又有服用瀉藥及軟便劑的習慣。某天，排便時感覺肛門很痛，乾硬糞便上有著鮮血，馬桶內一片通紅，讓她非常害怕。經門診詳細檢查，是痔瘡惡化合併肛裂，所以才會排便疼痛和出血，診斷為「痔瘡合併肛裂」。

Q1 何謂痔瘡？怎麼形成的？

痔瘡是一種肛門血管組織膨大和曲張的疾病。

　　肛門黏膜下層，由血管、平滑肌結締組織所組成的「襯墊組織」（Cushions），因重力不正常的排便習慣——便祕、腹瀉等原因，使肛門靜脈血管逐漸膨大，加上支持的結締組織退化，久而久之，肛門靜脈血管充血，瘀積膨大，而變形向外凸出，即所謂「痔瘡」。

　　痔瘡是直立行走的人類所特有的疾病。也就是，使用四肢走路或爬行的動物，不會有痔瘡的問題。為什麼呢？究其原因，是人類從原本四肢爬行進化為直立行走之後，受地心引力的影響，血管由肛門往上迴流至心臟的困難度增加，加上肛門靜脈沒有防止血液逆流的瓣膜，很容易受外來因素的影響，造成肛門靜脈血管的充血膨大，而形成痔瘡。

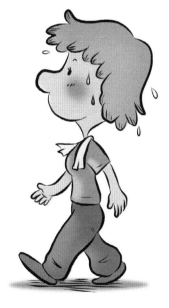

▲痔瘡是人類特有的疾病。

造成痔瘡的因素有很多，一般常見有以下幾項：

1 排便習慣不正常 ➡️ 如經常便祕或拉肚子，肛門結締組織因而退化而充血，使黏膜無法附著在肛門的括約肌上。

2 長期腹壓增高 ➡️ 肛門血液回流變差。如罹患肝硬化（有腹水）、心血管疾病的患者和孕婦等。

3 腹部因持續用力 ➡️ 如長期做激烈運動（如健身房的重力運動、舉重），和產婦的生產過程。

4 長時間久坐或久站 ➡️ 使得肛門周圍血液循環不良，如上班族（打電腦、打字）、老師、美容師、售貨服務員等。

5 喜歡吃辣的飲食習慣 ➡️ 造成的肛門動脈血液循環過於亢進。

6 肛門括約肌機能過度亢進 ➡️ 腹部和肛門要很用力才能排便者。

7 家族遺傳 ➡️ 由於家族生活飲食習慣（如蔬果纖維攝取偏低、不習慣喝水）相近，導致同一家族的痔瘡發生率比一般人高。

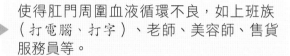

Q2 痔瘡分有哪幾類？

A 從生理解剖學的區分，痔瘡分為「內痔」、「外痔」及「混合痔瘡」三種。

內、外痔的分界線是肛門——環狀的齒狀腺。該齒狀腺距離肛門口約 1.5 公分處，在齒狀腺裡面是「內痔」，在外面則稱為「外痔」。其實說起來，內、外痔是同一連貫血管膨脹曲張形成的，只是人體解剖位置的差異而已。

內痔

表面覆蓋的是黏膜，只有自主神經分布，沒有痛覺神經，所以內痔是不會痛的。

外痔

表面覆蓋的是皮膚，有痛覺神經分布，所以外痔發作時是會痛的。兩者的差異在於此。其實說起來，它們是一連貫血管。

混合痔

包含內痔和外痔都有，大多比較複雜嚴重。一般長時間存在的痔瘡，多屬於混合痔。

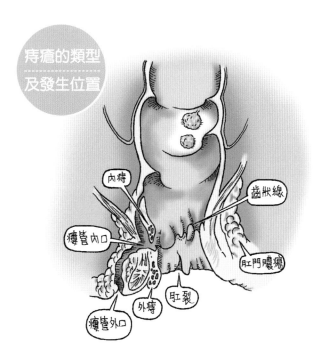

痔瘡的類型及發生位置

內痔　齒狀線　瘻管內口　肛門膿瘍　瘻管外口　外痔　肛裂

Q3 痔瘡的嚴重程度怎麼分？臨床上如何處置？

A 痔瘡依據「出血」及「脫出」的嚴重程度，分為四度。

痔瘡第1度	痔瘡第2度	痔瘡第3度	痔瘡第4度
肛門出血，但沒有脫出的現象。	肛門出血，脫肛，可自動縮回原位。	肛門出血，脫肛，必須用手推回原位。	肛門出血，完全肛脫在外，無法推回原位。
在處置上，使用痔瘡軟膏、栓劑抑制出血。若有便祕，可使用軟便劑治療。	在處置上，採非手術療法。運用5％酚（Phenol）溶液注射痔瘡根部來治療內痔出血有效。若有脫肛併出血時，則可考慮施行內痔橡皮圈結紮手術。	在處置上，與第2度相同，若是脫肛太嚴重可考慮進行手術切除。	在處置上，施行手術切除。

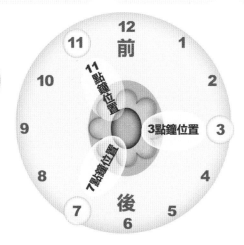

痔瘡
好發位置

Q4 痔瘡有哪些常見的症狀？

 痔瘡呈現的臨床症狀，有排便困難、出血、疼痛、肛癢、灼熱感、脫出等。

◆ **排便困難。**

◆ **出血（bleeding）**：解便後，肛門的出血現象。最常見是鮮紅色出血，偶爾也會有血塊出現，嚴重時，不但會滴血，甚至還會噴血。

◆ **疼痛（pain）**：

● **內痔**：因為只有自主神經，沒有感覺痛神經，所以只會有脹脹的感覺，不會痛。

● **外痔**：若形成血栓痔或合併肛裂、肛門潰瘍時，會產生劇烈疼痛，令人坐立難安。

◆ **肛癢（itching）**：因脫出的痔瘡表面凹凸不平，容易沾上糞便而不容易擦拭乾淨，因而刺激肛門周圍皮膚，形成肛癢症，甚至濕疹化。

◆ **灼熱感。**

◆ **脫出（prolapse）**：指內痔嚴重時，直腸黏膜、肛管、直腸全層和部分乙狀結腸向下移位，掉落到肛門外，俗稱「脫肛」。此種症狀相當常見。

Q5 痔瘡的治療，有哪幾種方法？

 A 目前沒有任何藥物可以完全根治痔瘡。

手術是唯一可根治，且可避免痔瘡復發的方式，但不是所有患者都適合。目前依痔瘡的嚴重程度，有四種治療方法：

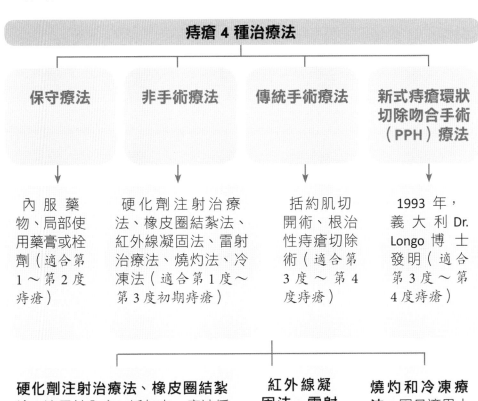

痔瘡 4 種治療法

保守療法	非手術療法	傳統手術療法	新式痔瘡環狀切除吻合手術（PPH）療法
內服藥物、局部使用藥膏或栓劑（適合第1～第2度痔瘡）	硬化劑注射治療法、橡皮圈結紮法、紅外線凝固法、雷射治療法、燒灼法、冷凍法（適合第1度～第3度初期痔瘡）	括約肌切開術、根治性痔瘡切除術（適合第3度～第4度痔瘡）	1993年，義大利Dr. Longo博士發明（適合第3度～第4度痔瘡）

硬化劑注射治療法、橡皮圈結紮法：適用於內痔，近年來，廣被採用於第2度及第3度初期的內痔，相當有效。而且，硬化劑注射治療法對於高齡患者，或肝硬化、心臟病、有凝血障礙的出血性痔瘡患者，有具體的療效

紅外線凝固法、雷射治療法：雖不失為另類的治療方法，但效果有待評估

燒灼和冷凍療法：因只適用小痔瘡，且會併發劇烈疼痛，釋出大量惡臭分泌物等副作用，已逐漸不被採用

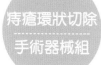

痔瘡環狀切除
手術器械組

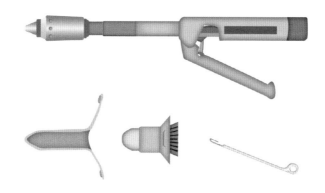

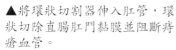

痔瘡環狀切除
手術圖

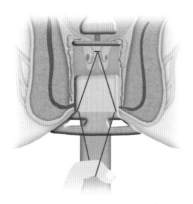

▲將環狀切割器伸入肛管，環
　狀切除直腸肛門黏膜並阻斷痔
　瘡血管。

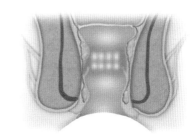

▲解除痔瘡出血及脫出的症狀。

目前最常使用痔瘡手術方式的比較

傳統手術	新式痔瘡環狀切除吻合手術（PPH）
手術方法：針對患者肛門左側、右前、右後三處，做痔瘡切除止血及縫合。	**手術方法**：準備方法、病人姿勢跟傳統手術相同。

※ 重點在於，痔瘡根部的深處血管要結紮縫合確實，才不會有術後出血現象。

※ 通常需住院觀察 3 天。

※ 術後病患要溫水坐浴，每天四次，每次 5 ～ 10 分鐘。

※ 不同的是，把 PPH 器具（一種環狀切除器）深入肛門齒狀腺以內 2.3 公分處，操作器具，即可同時進行切除及縫合。

優點：
- 安全可靠，最具效果的痔瘡手術方式。
- 復發率低（低於 5%）。

缺點：
- 手術時間較長，大約 40 ～ 50 分鐘。傷口復原時間，約 3 ～ 4 週。
- 術後，排便會有短暫的傷口疼痛，持續 5 ～ 7 天。
- 通常醫師會開止痛藥或打止痛針來減輕疼痛，也會給予高纖藥劑、藥粉或軟便劑，解決排便困難的問題。

優點：
- 手術較簡單。手術時間較短，約 20 ～ 30 分鐘。
- 出血量少，大多不到 20cc。
- 疼痛較少。多數患者術後第二天幾乎不再疼痛。這是 PPH 最大的優點。
- 復原時間較短。不用住院。

缺點：
- 外痔無法一併切除。
- 健保不給付，需自費約 8,000 ～ 20,000 元。
- 不適用外痔合併嚴重脫出和有心臟血管疾病者。
- 在併發症方面，肛門狹窄可能性，比傳統痔瘡手術高。

Q6 痔瘡的根治，是否一定要藉手術療法？

 不一定。

　　並非所有痔瘡患者都需要用開刀治療。例如，輕度患者平時藉著多吃葉菜類蔬菜及水果等**高纖維食物，多喝溫開水，調整排便習慣**（避免便祕或拉肚子）來保養。

　　若有症狀出現時，則每天做多次**溫水坐浴，內服藥物或局部使用藥膏、栓劑治療**，就可以改善症狀。

　　至於嚴重第 3 度末或第 4 度痔瘡，才需要做「改良式痔瘡根治手術」（Fugerson Method Hemorrhoidectomy）或「痔瘡環狀切除吻合手術」（PPH）。（詳見第 94 頁〈Q5：痔瘡的治療，有哪幾種方法？〉）

　　至於（開刀）手術方式，根據痔瘡嚴重情況、出血及脫出和嚴重程度，由大腸直腸手術專科醫師來判斷適當的手術處置。

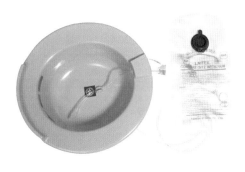

▲溫水坐浴可有效改善痔瘡症狀。

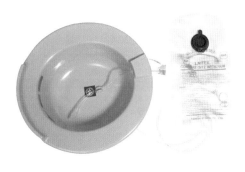

痔瘡手術會造成大便失禁嗎？
可以用坊間祖傳的枯痔療法嗎？

 痔瘡手術不會造成大便失禁。

因為痔瘡是肛門血管的疾病手術，是割除括約肌上方膨大曲張的血管組織，所以不會傷害到肛門括約肌，也就不會有大便失禁的問題。

當然，前提是要找有豐富專業經驗的大腸直腸外科專科醫師。絕對不可找坊間密醫，否則很容易發生傷害肛門括約肌的併發症。

至於所謂坊間祖傳的枯痔療法，其原理是利用腐蝕劑，使痔瘡腐爛壞死而自動脫落的方法。但往往由於腐蝕劑使用不當，造成肛門括約肌或正常組織的破壞，而發生疤痕及肛門狹窄的併發症。輕者排便困難，重者直腸壞死而喪命。所以**枯痔療法十分落伍而不科學，千萬不可嘗試，以免遺憾終身**。

Q8 痔瘡手術後可能會有什麼併發症？如何處置？

痔瘡手術是目前治療重度痔瘡最理想的處置方式，但手術的併發症有時還是會發生。

痔瘡手術有以下幾種併發症可能發生：

◆ **出血**

- 傳統痔瘡手術通常有輕微出血，直至手術傷口癒合。約需三至四週。

- 術後發生大出血的情況，並不多見，但還是可能會發生。有人嚴重到引起出血性休克，需要到急診處輸血急救，或到手術房施行止血結紮手術。

◆ **術後疼痛**

- 病患最恐懼的就是術後疼痛。

- 傳統手術術後排便會有短暫的傷口疼痛，持續五至七天。

- 新式痔瘡環狀切除吻合手術（PPH），術後疼痛較少，多數患者術後第二天幾乎不再疼痛。

◆ **排尿問題**

- 痔瘡手術後，肛門開刀傷口疼痛會造成括約肌痙攣，這是因為膀胱和肛門的神經互相影響，以及肛門收縮或術後疼痛，相對影響膀胱括約肌的緣故。

- 老人家、有攝護腺腫大（BPH）或尿道炎者，比較有術後排尿問題，必要時，須給予導尿協助。

◆ **排便問題**

- 術後排便，對於病患真是一大考驗。有必要時，醫師會開藥物，予以排便協助。
- 痔瘡手術通常會有三道傷口（肛門口的左側、右前、右後）。
- 患者每天排便時，當糞便通過傷口時會有劇烈的疼痛。這個不舒服的過程，需要三至五天的時間，醫師可以使用適當的針劑或藥物（止痛針劑和藥物）紓解患者的不適，甚至可以使用「脊椎硬膜外麻醉法」處理，充分改善和解決這個苦惱的問題。

◆ **肛門狹窄問題**

- 切除痔瘡病灶時，切除範圍太大所造成。

◆ **肛門失禁問題**

- 大致來講，有豐富專業經驗的大腸直腸外科專科醫師不會發生這種肛門失禁的併發症，因為痔瘡手術的進行實際上並沒有傷害到肛門括約肌，所以不會發生肛門失禁問題。

Q9 痔瘡手術後，如何照顧和應該注意的事項？

◆ **傷口疼痛的處理**：服止痛藥物、鎮靜藥或打止痛針劑。

◆ **排尿問題的處理**：老人家（尤其有攝護腺腫大者）、時常患尿道炎、不習慣在病床上排尿的患者，術後容易有排尿困難。當膀胱脹得難受時，可以熱敷下腹部，必要時，可下床到廁所小便。如果實在解不出來，在不得已情況下，可以用導尿方式處理。

◆ **排便問題的處理**：痔瘡手術後**二十四小時內，不宜排便**，因為有可能造成傷口出血。

通常麻醉消除後，患者會有排便的慾望，這個時候要儘量放鬆，做點事情來轉移注意力，千萬不要硬憋，以免增加腹部壓力。

過了**二十四小時後，要注意的是，不要便祕或拉肚子**。因為便祕時，乾硬的糞便會造成傷口腫脹、出血。而腹瀉，則糞便內含有的大量細菌容易進入傷口而造成感染。

◆ **正確的飲食**：手術後，排便會非常疼痛。有些病患因此不大敢吃東西，而請醫師給予營養點滴代替。這樣雖然可延長排便時間，但還是會讓糞便變得乾硬。對於術後初次排便困難並沒有幫助。

所以，還是要盡早恢復正常飲食。在腸蠕動恢復、肛門排氣後，多喝水或吃容易消化的食物，再漸次進食高纖維蔬果。正常飲食的階段，**要多喝水，以幫助糞便軟化，減少排便疼痛**。

至於具刺激性及燥熱的食物，最好忌口或少吃。

◆ **平時多喝水：** 要注意的是，手術後十二小時內要少喝水，因為這段時間最容易發生排尿問題，膀胱脹閉尿。

◆ **適當的運動：** 及早下床活動，對於腸道等器官蠕動功能、術後便祕的預防、血液循環的改善和傷口加速癒合，有很大的幫助。以散步或柔軟操等輕緩的運動為主。絕對不可爬高、爬低、走樓梯，避免腹壓的增加。

◆ **注意肛門衛生，清潔保健：** 術後二至三週，肛門肌肉有可能出現輕微的功能失常，患者無法控制稀薄的大便。這時要隨時清潔肛門，換洗乾淨衣褲。

◆ **進行溫水坐浴。**

◆ **異常術後出血要及早就醫：** 術後早期傷口，會有少量出血。正常情況，一至二天後就不會有出血現象。所以當大量出血或長時間出血時，一定要盡快看醫生。

一般而言，手術後當天大出血，可能是線紮得不夠緊，或病人太早排便、咳嗽嚴重或血壓太高等原因造成。若手術經過幾天後才大出血，可能是結紮處感染化膿、患者本身凝血功能異常，應緊急進行止血處理。

▶▶ 免治馬桶，對痔瘡患者有幫助嗎？

免治馬桶在國內的使用率越來越普遍，主要功能在於排便後可清洗肛門，保持肛門的清潔衛生，對於肛門保健有很大的功效，比較不會有肛癢症的毛病發生。洗屁股和洗臉是一樣重要的事。筆者建議，若經濟條件許可，可裝個免治馬桶。

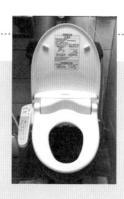

▶▶ 溫水坐浴須知

目的： 1. 促進肛門周圍血液循環。 2. 減輕局部疼痛，促進手術後傷口癒合。
3. 減輕肛門不適，解除小便之困難。

時間： 5～10分鐘。

方法：

Step1： 以水袋管子穿入浴盆外緣的中間孔，並將管子前端的排水孔固定於盆內束緊夾。管子中間有一控制夾可控制熱水流量及速度。

Step2： 掀起馬桶坐墊，將浴盆固定於馬桶上，以溫水注入盆水約2/3滿。

Step3： 以500cc、約42～46℃熱水注入水袋中，後置於水箱台上，使水袋中的水沿著管子前端排水孔流入盆內，維持水溫（見下圖）。

Step4： 盆內水滿時，水即會自浴盆外緣的排水孔直接流入馬桶中。

注意事項：

• 痔瘡手術後，每次大便後，以及每天的(1)早上8點、(2)下午1點、(3)下午6點及(4)晚上9點（一天4次）都要實行坐浴。

• 術後、出院前，(1)和(2)坐浴後，要帶藥膏及換藥包到治療室擦藥，要帶藥換藥時，治療人員可觀察傷口，以避免感染發炎。至於，(3)和(4)坐浴後，病患或家屬可自行換藥。

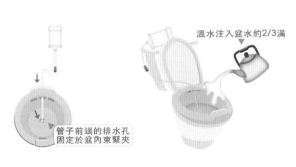

溫水注入盆水約2/3滿

500cc、約46℃熱水注入水袋

管子前端的排水孔
固定於盆內束緊夾

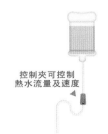

水滿時，水排出

控制夾可控制
熱水流量及速度

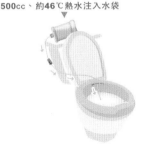

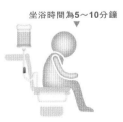

坐浴時間為5～10分鐘

Q10 痔瘡患者日常飲食該怎麼吃？

痔瘡患者應該多食用高纖維飲食。

痔瘡患者的食物宜忌如下：

食物類別	建議攝取	忌食或少選用
奶類	• 牛奶、各種調味奶、乳酸飲料（如養樂多）皆可食。	無。
蔬菜類	• 每天至少 4 份，其中 1 份必須是富含維生素 A 的深綠色或深黃色蔬菜。 • 儘量選用粗纖維多的蔬菜，如金針、筍乾、豌豆夾、絲瓜、地瓜葉、肉豆、芋莖、雪裡紅、毛豆、青辣椒、南瓜、芹菜、筍、四季豆、苦瓜、芥蘭菜等。	蔬菜汁。
水果類	• 每天至少 3 份，其中 1 份必須是富含維生素 C 的水果，即橘子、柳丁、芭樂（籽除外）。 • 選用粗纖維含量多的水果，如釋迦、桃子、楊桃、鳳梨、木瓜、香蕉等。	果汁及煮過的水果。
主食類	• 儘量選用糙米、小米、玉米、燕麥片及粗製的裸素麵包。 • 若使用白米，可添加麩皮。	少用精製的穀物及麵包。

排便異常、大腸瘜肉、痔瘡、腸躁症健康 70 問

104

澱粉根莖類	• 牛蒡、蓮藕、慈菇、地瓜、芋頭、馬鈴薯（連皮一起吃）	
肉類	• **白肉**：如魚肉、雞肉等，每天 2～3 兩，烹調方法皆可。 • **蛋**：每星期 3～5 個。	牛肉、豬肉、羊肉等紅肉。 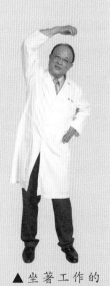
豆類及其製品	• 各種未經加工的豆類，如豇豆、蠶豆、豌豆、竹豆、綠豆、黃豆、花豆、黑豆、紅豆及豆渣、栗子、蓮子等。	少用加工過的豆製品，如：豆腐、豆乾、豆漿。
其他	• 海帶、紫菜、洋菜、硬核果類、酵母。	忌菸酒、辛辣物及油炸物。

▶▶ 痔瘡患者自我照護注意事項

• 禁食酒類及辛辣、油炸、花生等刺激性食物。

• 多吃蔬菜、水果，養成每天短時間排便的習慣，並儘量避免便祕或下痢。

• 養成有規律的生活習慣，避免熬夜。

• 排便後，用溫水沖洗肛門。

• 每天早晚及排便後以溫水坐浴，水溫約40～43℃，坐浴時間不宜太長，約5～10分鐘為宜。

• 避免一直保持同樣姿勢，為除去瘀血，偶爾**應做些輕微的運動**（坐著工作的人每隔1小時最好起身走動3、4分鐘）。

• 灌腸劑與瀉藥之使用，都易養成習慣，故要避免自行購買使用。

• 有異常感覺時，如大便帶血，請立刻找直腸外科醫師就診，勿聽信密醫或廣告，以免弄巧成拙。

▲ 坐著工作的人應每隔1小時起身動一動。

痔瘡有傳染性嗎？

 痔瘡不會有傳染性。

痔瘡是肛門靜脈的曲張膨出，是一種血管組織的增生。

通常是由於職業及生活習慣，或排便的不正常所引起，與細菌或病毒完全沒有關係。所以，一般民間流傳的座椅感染，完全是無稽之談。

Q12 **痔瘡是頑疾？根本治不好而且復發率高？**

 不是的。

因為以前醫學不十分發達，治療方法不是很完善，所以痔瘡術後的復發率會高。而目前痔瘡手術技巧日漸成熟，採用閉鎖式多方位（右前、右後、左側位置）痔瘡切除術，治癒率高達95%以上，復發率下降至5%以下。

Q13 痔瘡是肛門直腸癌的前兆嗎？
痔瘡手術後會變成癌症嗎？所以不可開刀？

痔瘡和肛門直腸癌的成因不同，彼此間也沒有因果關係。

痔瘡和肛門直腸癌都有肛門出血的症狀，如何區別，只能找大腸直腸專科醫師做診斷，千萬不要認為出血就是痔瘡出血，而耽誤了腸道癌症的早期診斷和早期治療。

其實這兩者形成的原因根本不同。痔瘡是血管的曲張膨出，屬於良性疾病。直腸癌是細胞的異常突變，屬於惡性疾病。這兩者沒有因果關係。

至於痔瘡手術後會不會變成癌症？兩者風馬牛不相干啊！如上所述，**痔瘡是肛門血管疾病，癌症是肛門組織細胞突變而發生的惡性疾病。**

要提醒的是，第4度重度痔瘡務必要手術治療才能根治。

▶▶ 痔瘡流血，治不治療沒關係？

痔瘡絕對要治療。它除了會有疼痛、腫脹的不舒服感，有時候會長期大量出血，造成嚴重貧血，進而影響心肺功能，久而久之，心臟肥大及氣喘呼吸不順的併發症就會發生。所以務必要徹底根治，永絕後患。

**電視廣告上的「消痔丸」，到底有沒有療效？
常見「痔瘡免開刀，一針見效」的廣告是真的嗎？**

A 仔細看，關於痔瘡的治療，市面上有很多不實的
廣告。

消痔丸的成分含有輕瀉藥，可以軟化糞便，只能暫時緩解痔瘡症狀對於痔瘡療效有限，不能真正對症治療。

而「**痔瘡免開刀，一針見效**」用的是血管硬化劑的注射方式。這種血管硬化劑，對於輕度痔瘡或許有效，對重度痔瘡而言，不僅不會根治，而且復發率極高。

所以，**痔瘡的正確治療之道，就是找對大腸直腸外科專科醫師診治**，才是真正的根治方法和保障。

 孩童會長痔瘡嗎？痔瘡會遺傳嗎？

A 孩童也會長痔瘡，只是孩童肛門出血的原因，以肛裂及幼年性瘜肉居多。

至於痔瘡會不會遺傳？不會的。它的遺傳性機率小。只是同一家族內的成員，因生活作息和飲食習慣相似，所以統計上可能出現較高的罹患率罷了。

Part 4

遠離「腸躁症」的
關鍵解密

腸躁症的發生與生活、工作壓力，以及精神疾病密切相關，長期累積的不正常飲食、作息、情緒、壓力，以及藥物使用、腸道菌種環境失去平衡等，都能導致腸躁症的發生。

要解決腸躁症的問題就要從排除壓力或情緒問題，加上生活、飲食的調整及胃腸藥物治療三管齊下才會有效。

個案 | 便祕型腸躁症

蔡小姐，25歲，上班族。公司要她負責一項新產品的推銷（產銷及推廣）及擴展企畫。近三個月來，她求好心切，心理壓力很大，每天早上出門前上廁所解完便，到公司又想解便，感覺就像腹內充滿穢物（有東西），必須徹底解乾淨。還有，每次吃完東西也想要跑廁所。一天至少五～六次（大多是稀便），甚至十來次，但有時上廁所又解不出大便，這種情況造成她很大的困擾。她懷疑自己是否罹患惡性腫瘤（大腸直腸癌），日夜擔心，晚上常失眠恐慌，不知如何是好。

經過詳細門診和理學檢查，以及大腸內視鏡徹底檢查，發現除了痔瘡外，腸胃道毫無器質性病變。最後診斷是「大腸激躁症」，也就是腸躁症。

個案 | 腹瀉型腸躁症

　　中年企業家施先生，事業有成，每日戰戰兢兢，每天工作時數超過十二小時。最近覺得胃腸不適、腹脹、屁多，偶爾還有腹痛現象，常常飯後就想排便，甚至一天解五、六次稀便，造成生活及工作上許多困擾和不快。

　　經過詳細臨床檢查，內視鏡及糞便篩檢（檢驗）和細菌培養，發現胃腸並無器質上的病變，最後確定診斷為「腸躁症」。

個案 | 混合型腸躁症

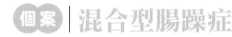

　　劉姓女同學，18 歲，高中生。個性內向，不喜歡交際。為了大學考試，功課壓力大，每天讀書讀到半夜，生活作息不正常，產生腸道方面的困擾，不但排便異常（一下子拉肚子，一下子便祕）、腹痛、腹脹及放屁的情況也日益嚴重。

　　經診斷為「腸躁症」。這是一種腸道功能性障礙的疾病，藥物治療只能收暫時緩和症狀的效果。如果種種壓力及情緒、精神方面的問題，不能徹底解決，很難根本痊癒。

Q1 何謂腸躁症？形成原因爲何？有哪些好發對象？

腸躁症是大腸激躁症的簡稱，又稱過敏性腸道症候群，是一種良性的、慢性的腸道功能障礙的疾病。

◆ 形成原因

　　腸躁症（IBS, Irritable Bowel Syndrome）的形成原因，現代醫學其實還未全面了解，但可確定的是，它和文明社會的生活、工作壓力，以及精神疾病有密切的關係。

　　根據臨床觀察，腸躁症的主因，較可能是心理問題衍生而成的生理之壓力毛病，其中，「**自律神經失調**」是造成「**腸道蠕動異常**」的重要因素之一。而長期累積的不正常飲食、作息、情緒、壓力，以及藥物使用、腸道菌種環境失去平衡，更是脫不了關係。

　　人體一旦自律神經功能失調，腸道蠕動變得不正常（忽強忽弱），產生腸道的痙攣及大腸神經的敏感度增加，繼而引起各種腸胃不適症狀，包括：噁心、嘔吐、胃酸過多、屁多、排便異常（便祕或腹瀉，包括次數）、腹脹、腹痛等諸多症狀。但前提是，胃腸並無器官（質）性的病變。

◆ 好發對象

根據研究報告，腸躁症的**全球發生率，女性為男性的 2 ～ 3 倍**。

台灣的腸躁症患者，大約占 17 ～ 22％，也以女性居多，且有年輕化的趨勢。根據臨床觀察，與個性內向、情緒壓抑而產生焦慮、憂鬱等心理困擾有關。

另外，有些女性在月經期間或月經前後，也常見有腸躁症症狀，但經期過了，荷爾蒙分泌減少後，腸躁症狀就會消失，恢復正常功能。

▶▶▶ 血便或體重減輕也是腸躁症嗎？

不論哪一類型的腸躁症，除了有便祕或腹瀉等主要症狀之外，通常最顯而易見的特徵是，會伴隨腹痛或腹部腫脹等不舒服的情形。

在此要提醒讀者的是，**腸躁症絕對不會出現的症狀：血便或體重減輕**。所以，若一旦發生不明原因的血便或體重減輕，一定要立即就診。它極有可能是內臟本身已有病變，或是罹患了大腸癌、潰瘍性大腸炎或克隆氏症等較嚴重的疾病。千萬要小心！

Q2 腸躁症有哪些類型？

根據糞便性狀，腸躁症分為四種類型。

腹瀉型（IBS～D）

- 糞便呈稀軟狀，嚴重時有水便，並帶有黏液。
- 會出現持續性或間歇性的腹瀉，伴隨有腹瀉的情況。
- 此類患者以男性居多。

便祕型（IBS～C）

- 一天排便次數多於 3 次，或是一週少於 3 次。
- 最常出現的情況是殘便感，始終有排不乾淨的感覺。
- 此類患者以女性居多。

混合型（IBS～M）

- 腹瀉與便祕交互出現達數月之久。
- 這是腸躁症最常發生的情況。

不確定型（IBS～U）

- 有腹部絞痛和脹氣。
- 舒服症狀多發生於白天。夜晚和睡眠時，較不會產生腹痛。

Q3 腸躁症有哪些臨床症狀？

 腸躁症患者的解便習慣並不規律，因此它的症狀會依據病因及發生部位有所差異。

最主要的症狀是腹痛，特別是下腹部疼痛，通常白天較容易發生，且疼痛在解完大便後會緩解。

腸躁症的腹痛，會隨著排便的習慣改變，有些人是無痛的腹瀉，有些人是腹瀉和便祕交替，還有的人會有腹脹、腹部絞痛等症狀交替發生，而且排便會有解不乾淨的感覺，或是排便困難、糞便有黏液物質、肛門口有異物感等症狀。

要注意的是，**如果合併有肛門出血、發燒、體重異常減輕、持續嘔吐時，有可能為腫瘤或發炎的徵兆。**

一般腸躁症的病況發展，如果長期持續腹瀉、便祕，那麼神經系統便會出現異常狀態，或是因為承受過重的壓力，造成精神緊張，也會使神經系統出現混亂的現象，開始出現自律神經失調症狀，如頭痛、失眠、肩膀痠痛、無力感、暈眩、站立性暈眩、精神負擔沉重及身心俱疲等現象。

PART 4 遠離「腸躁症」的關鍵解密

115

請好好觀察自己。下面這些持續性症狀也屬於腸躁症。

1.腹部脹脹的。	2.腹部有咕嚕咕嚕聲。	3.肚子痛。
4.頻尿。	5.噁心想吐。	6.打嗝。
7.放屁。	8.沒有食慾。	9.頭痛。
10.心悸或冒汗。	11.失眠。	12.煩惱、壓力情緒低落。

【評估表】腸躁症的自我檢測

☐便祕　　　　　　　☐腹瀉

☐腹脹　　　　　　　☐腹鳴

☐腹痛　　　　　　　☐噁心嘔吐

☐頻尿　　　　　　　☐經常打嗝

☐常放屁　　　　　　☐食慾不振

☐盜汗、心悸　　　　☐頭痛

☐持續失眠　　　　　☐壓力大、情緒低落

結果分析

請勾選評估檢測，若勾選數量多於 8 個以上，就須小心注意自己是不是成為腸躁症患者，而不自知。可參考本書第 120 頁「改善腸躁症的 6 大祕訣」，調整生活及飲食習慣。

Q4 **腸躁症的診斷治療基準爲何？**

A 羅馬準則III（ROME III Criteria）。

西元 1999 年，世界第七屆歐洲聯合消化醫學會，訂出腸躁症診斷準則——ROME II Criteria，目前已為全世界所有消化系內外科及大腸直腸外科認定採用。

西元 2006 年，國際腸胃學會議時，再把診斷準則簡單化 ROME III Criteria（羅馬準則III），定義是：

◆ 過去一年內有三個月或三個月以上，**每個月至少三次，連續或重覆發作腹痛或腹部不適症狀，且合併下列三種特徵至少有兩種情況：**
- 排便後症狀改變（腹部不適或腹痛改善）。
- 排便次數改變（變多或變少）。
- 症狀因大便軟硬度（糞便型態）而改變。

◆ 過去一年內有三個月或三個月以上，**至少有 25％的天數出現至少兩種下列症狀：**
- 排便次數改變（一天三次以上或一星期少於三次）。
- 大便型態改變（硬塊或水狀、稀糊狀）。
- 排便情況改變（須用力解便，有急迫感及裡急後重感）。
- 糞便伴有黏液。
- 腹脹、腹痛或腹部不適。

當懷疑自己可能罹患腸躁症時，一定要看醫生。唯有針對可能發生的原因，做徹底的改善，才能根本治療。

首先，要從日常飲食和生活作息著手。

建議患者，要多吃蔬菜水果等高纖食物，避免油炸和刺激性飲食。有些體質過敏的人，甚至連牛奶及奶製品都要忌口。

生活步調方面，要同時做調整，放慢腳步。工作時間要適當，要有充分的休閒和運動，來減輕或消除焦慮緊張的心情和壓力。

至於看哪一個科別較好呢？**家醫科、內科、消化內科、大腸直腸外科的專科醫師都是適合的科別**。必要時，醫師會給予正確的藥物處置，如高纖藥劑、止瀉劑、鎮靜劑或抗膽鹼激性藥物等。有焦慮和憂鬱症傾向的患者，醫師會建議抗焦慮、抗憂鬱藥物的給予。

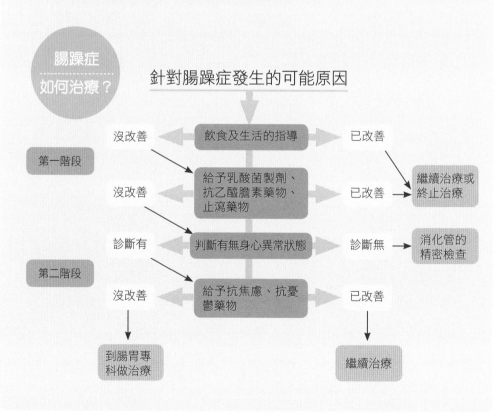

Q5 如何從生活中確實改善腸躁症？

 A 改善腸躁症要從改善生活型態的習慣做起。

　　這些習慣包括飲食、生活兩大類。它們都是經年累月造成，所以要有毅力和耐心，徹底改變自己，如此一定能有效治癒腸躁症。

◆ **在飲食習慣方面**

- 記得吃飯就是吃飯。不要談公事。
- 細嚼慢嚥。每餐吃飯時間，保持二十分鐘以上。
- 三餐營養均衡，定時定量，吃七分飽就好。
- 不吃高油脂、刺激性食物。以低脂、少鹽。少糖為準則。
- 多攝取低碳水化合物。
- 增加高蛋白食物。挑選鹼性食物。
- 避免容易過敏的食物，如牛奶或奶製品。
- 多食用堅果類。
- 多選用高纖蔬菜、水果。
- 少飲用碳酸飲料，含酒精、咖啡因的飲料及可樂汽水都不能喝。
- 儘量少用調味料。
- 排除含化學添加物或防腐劑的食物。
- 每天多喝水，可濕潤糞便，有利於腸道排出老舊廢物與毒素。且可增強腸道消化與排泄功能。

- 不要抽菸和喝酒。菸酒含有對身體有害的物質及毒素，容易刺激消化器官，降低人體的新陳代謝，同時會使身體的器官提早老化。

◆ **在生活習慣方面**

- 力求完美的人，無形中會給自己太多壓力，容易出現焦慮、憂鬱的傾向。記得轉個彎，改變看法及態度。態度樂觀，得失心就不會那麼重。
- 適當紓解壓力。
- 維持正常規律的生活作息。
- 保證充分的睡眠，當然更不要熬夜。
- 培養持續性良好運動習慣，可提高體力和自癒力。運動可以刺激腸道，進行規律性蠕動。建議可從每天清晨持續進行少量的散步或伸展操等輕度運動開始。每週三次健走或慢跑，每次三十分鐘以上。
- 養成良好的排便習慣，千萬不可以忍住便意。

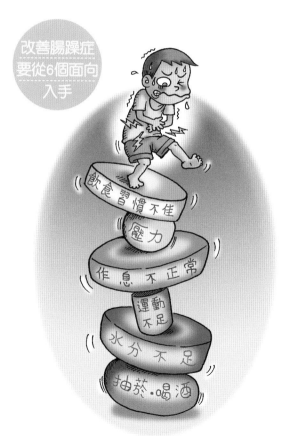

改善腸躁症
要從6個面向
入手

飲食習慣不佳
壓力
作息不正常
運動不足
水分不足
抽菸‧喝酒

Q6　哪些是腸躁症的警訊？
憂鬱症、焦慮症病患也容易罹患腸躁症嗎？

因為腸躁症是一系列的症狀的結合，腸道並沒有器質上的病變，壓力過大和情緒不佳都可能是原因之一，也是一種警訊。

紓解壓力、放空自己、永遠保持樂觀正向的態度面對事情，加上經常運動、營養均衡、適當補充水分，就是最好的解決處方。

正因為腸躁症的發生和生活上各種壓力及情緒有密切關係，因此與身心疾病，如憂鬱症、焦慮症自然也脫離不了關係。

根據門診觀察，其中壓力因素占十分重要的角色。不管家庭、工作或財務上等各種壓力都可能引發自律神經失調，造成腸道疾病及種種慢性疾病，如癌症、糖尿病、心臟病、關節炎等。

腸躁症患者往往一緊張或要做重要的事情之前，腹部就感覺不舒服、想上廁所，這便是壓力破壞消化系統的正常運作，腸蠕動不正常，引起腸胃功能障礙——胃灼熱感、噁心、腹脹、腹痛、便祕、腹瀉等症狀。

還有憂鬱症、焦慮症患者或凡事要求完美主義者，以女性居多，尤其女性患者大多比較內向、情感收斂，有時有心事也不善於向外表達、鬱積於心內，而不形諸於外。心理壓抑久了，就會引起各種生理疾病，尤其腸道疾病往往隨之而至。

一旦患者求診時，表現出憂鬱或焦慮的精神狀態，這時候醫生就要特別留意。病人的主訴，可能只有胃腸方面的症狀，而沒

有説出他（她）們背後潛在的真正原因，若醫師只針對胃腸症狀治療，可能就會事半功倍。

因此，最重要就是要**先排除病患的壓力，才能改善胃腸疾病。有必要時，也須請精神科醫師協助**，改善病患的精神壓力或情緒問題，再加上生活、飲食的調整及胃腸藥物的治療，這樣三管齊下，絕對有助改善腸躁症症狀，也能提升生活品質。

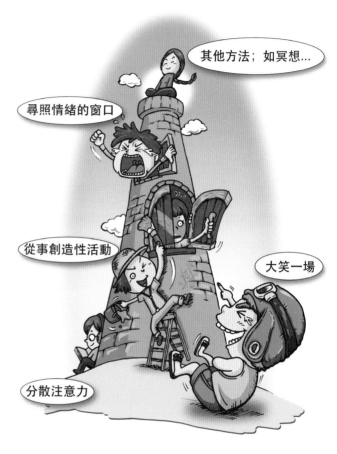

▲改善情緒壓力有助改善腸躁症。

▶▶▶ 腸躁症的症狀

身體的症狀	情緒的症狀	行為的症狀
• 頭痛 • 脖子（頸部）或肩膀肌肉緊繃或疼痛 • 沒有性慾 • 體重改變 • 容易疲倦	• 容易哭 • 容易緊張 • 脾氣暴躁 • 健忘 • 注意力不集中 • 焦慮或憂鬱	• 做事不果斷，常拖拖拉拉 • 飲食習慣改變 • 睡眠不好 • 磨牙

Q7 腸躁症和乳糖不耐症、麩質過敏症，要如何區別？

 此三者的臨床症狀十分類似，都有消化不良、腹脹、腹瀉等症狀。

　　腸躁症主要是由於壓力、情緒引起腸道功能障礙的症候群，而腸道實際上並無器質性病變，臨床上有腹脹、腹痛、便祕、腹瀉等症狀，會造成生活上、工作上的困擾。

　　乳糖不耐症是由於缺乏乳糖分解酵素，對於牛奶或含乳糖奶製品無法分解，產生腹脹或拉肚子現象。

　　麩質過敏症則是對麥類製品（如明顯使用麵粉製成的麵包、麵條、麵線，其他如麵腸、麵輪、麵筋、啤酒、大麥汁等）引發過敏所造成，有腹脹、消化不良及乳糜瀉（是一種自體免疫消化失調，食用麩質會對小腸黏膜造成損害）的臨床症狀，也會有皮膚、神經、肝功能、缺鐵性貧血，甚至不孕症的問題。有麩質過敏症者食用時應仔細閱讀食品標示，留意成分，才能避免引發過敏。

　　以上三者胃腸所呈現的臨床症狀十分類似，臨床上有消化不良、腹脹、腹瀉的表徵，若發生乳糜瀉，症狀就比較嚴重。

　　治療上，以不吃食含乳糖奶製品、果糖、麩質等食物就會改善。若適時舒解壓力、緩和情緒，凡事正面樂觀，則對腸躁症的治療則很有助益。

全家一起來共餐

幸福快樂享平安

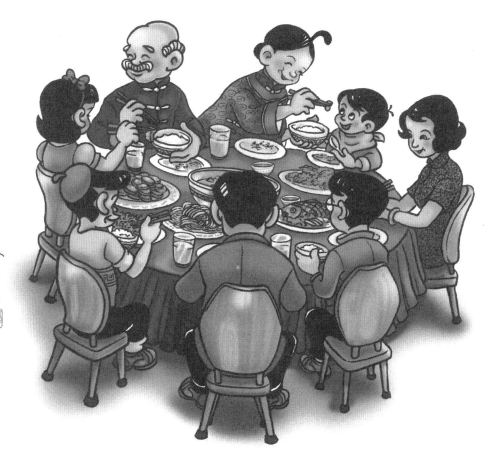

Part 5

遠離「發炎性腸疾病」的關鍵解密

發炎性腸疾病，是一種慢性、原因不明，非特異性腸道發炎的疾病。全世界以歐美地區發生率較高。亞洲地區及台灣的發生率比較低，但目前逐漸有增高的趨勢，算是當今大腸直腸的流行文明病之一，值得我們加以重視。

　　發炎性腸疾病，包括有：潰瘍性大腸炎、克隆氏症和大腸憩室症（憩室炎）。

潰瘍性大腸炎

個案 | 潰瘍性大腸炎

　　黃先生，中年人。前陣子，開始出現黏液血便、腹瀉、腹痛、發燒等症狀，近月來，體重明顯下降 5 公斤，因此緊急前來求診。

　　經過詳細問診、理學檢查，並施行乙狀結腸鏡（60 公分）或直腸鏡（25 公分）檢查，發現直腸黏黏膜有明顯潰瘍病灶，而且有泛紅、水腫、出血現象，即時 Biopsy 取樣生檢組織。病理學報告是「潰瘍性直腸炎」，這是一種發炎性腸炎。以前歐美人士罹患率高，但目前台灣的病例有快速增加的趨勢。

什麼是潰瘍性大腸炎？

 潰瘍性大腸炎（Ulcerative colitis）是一種慢性的、原因不明的非特異性腸道發炎的疾病。

這種腸道疾病**常見於年輕人**，多發生在直腸及乙狀結腸部位，當然，可能在大腸其他地方也會發生。

病患通常有腹痛、腹瀉，合併黏液血便等症狀，不容易根治。大多數患者在治療一陣子後會有緩解現象，但很容易復發而變成慢性疾病，有些患者甚至終其一生都需要接受治療。

 為什麼會發生潰瘍性大腸炎呢？

 潰瘍性大腸炎形成的原因，其致病機轉目前還不十分明確。

但可能與下列幾種因素有關：遺傳、人體白血球抗原（HLA）第六條染色體（DNA 基因缺陷）、細菌和病毒感染（如大腸桿菌）、食物過敏（如對牛奶過敏者）或心理因素等有關。

根據最新的醫學研究分析，目前潰瘍性大腸炎病例有逐年上升的現象。而這個現象，極有可能和飲食、生活習慣的改變有關。

Q3 潰瘍性大腸炎有什麼症狀？

A 潰瘍性大腸炎是大腸黏膜表面受損，伴隨糞便出血的疾病。

　　臨床上，它有腹瀉、下腹絞痛、貧血、血便帶有透明黏液、有便意卻無法順利解便等症狀。此外，還有體重減輕、排便時會有腹痛產生、解出鮮紅色鮮血或血塊（直腸出血和痔瘡出血很類似）等。

　　另外，有些潰瘍性大腸炎患者有出現腸道以外的疾病，如口腔潰爛、皮膚病、心肌病變、肝損害、關節病變、僵直性脊椎炎等疾病。而在急性發作期，會有脫水、腹脹、噁心、胃口變差或發燒至 40℃ 以上等症狀。

　　尤其要注意的是，一旦腸道持續發炎，會造成纖維化，使得腸道節段消失、變短，再生的黏膜會形成腸道內壁凹凸不平，而產生偽瘜肉，甚至發生病變，提高了癌變的發生率。

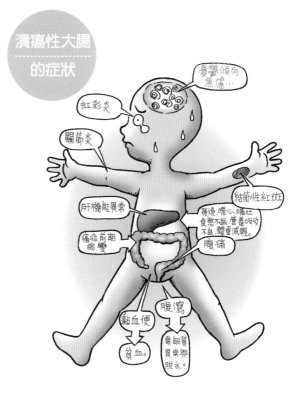

潰瘍性大腸的症狀

憂鬱傾向焦慮…

虹彩炎

關節炎

肝機能異常

癌症前期病變

結節性紅斑

發燒、噁心、嘔吐、食慾不振、營養吸收不良、體重減輕。

腹痛

黏血便

腹瀉

貧血。

電解質異常與脫水。

Q4 如何診斷潰瘍性大腸炎？

A 潰瘍性大腸炎的診斷必須先了解其臨床表現病史，然後配合糞便檢查及乙狀結腸或大腸鏡檢查，再配合組織病理學評估。

糞便檢查

- 出現發炎細胞、紅血球、嗜伊紅性白血球。
- 一般性細菌培養以排除感染，如：Salmonella、Shigella、Clostridium difficle、Campylobacter species 等。

乙狀結腸鏡檢查

- 初期可以看見黏膜泛紅、水腫，並且血管分布減少，甚至消失。
- 疾病嚴重性增加時，會出現顆粒狀、易脆性黏膜。更嚴重的，會有糜爛及潰瘍出現，並且有出血現象。這個變化通常比較廣泛及連續性，分布範圍通常從直腸開始。
- 如果是慢性病患，則可發現假性瘜肉（pseudopolyp）和萎縮性黏膜。

大腸鏡檢查

- 對於偏右側的疾病，或為評估疾病的侵犯部位程度時，具有重要角色。
- 在急性期的檢查時要特別小心，一定要由此專長的醫師來進行。

放射線學檢查

- 在較嚴重的病患，透過腹部 X 光片，會發現水腫、不規則腸黏膜（或呈現拇指狀黏膜水腫），或有脹大的小腸或大腸；在雙重對比的鋇劑攝影，腸道黏膜的細膩變化可被呈現出來。
- 在疾病早期，透過腹部 X 光檢查，可見顆粒狀黏膜，更嚴重者會有糜爛及潰瘍出現、黏膜皺褶水腫，進一步造成腸道壁纖維化、狹窄，甚至阻塞。而若有瘜肉出現，可能是發炎性或腺瘤性瘜肉或惡性腫瘤。

Q5 如何治療潰瘍性大腸炎？

在治療上，潰瘍性大腸炎分為「急性期」、「慢性期」和「合併症」三類處置。

◆ 急性期

對於**範圍較局限在直腸的患者**，可用局部性皮質類固醇的灌腸或塞劑，同時服用 5-acetylsalicylic acid 的藥劑，如果效果不佳可用注射型皮質類固醇，或考慮加上免疫抑制劑（如 cyclosporine）。

對於**疾病活性低者**，可用皮質類固醇 20mg/day，在使用一個月後，予以逐漸減量。

對於**疾病活性中等者**，可用皮質類固醇 40 ～ 60mg/day，然後逐漸減量。

對於**嚴重者**，則必須住院治療，以靜脈輸液與電解質補充，並用注射型皮質類固醇及局部性皮質類固醇的灌腸或塞劑，以減少經腸道灌食讓病患徹底休息。五至七天後，若已經無發燒、腹瀉、腹痛症狀，便可改用皮質類固醇 40 ～ 60mg/day 同時服用 5-acetylsalicylic acid 的藥劑，以及清淡經口飲食。

◆ 慢性期

有些病患，在拿掉皮質類固醇後，疾病會復發，可考慮改用免疫抑制劑（如 azathioprine，6-MP）。對於疾病緩解後的維持性治療，一般會用 5-ASA 成分的藥物，大多可適應 sulfasalazine

或 Mesalamine，治療時間要維持數年才能達到持續控制病情的效果。

◆ 合併症的處置

急性期大量出血，通常可經由輸血及藥物治療而得以控制。但若一至二天輸血超過 6 ～ 8 單位時，則要考慮開刀切除；有少數情形會腸穿孔（可經由 X 光片得知），必須給予抗生素並盡快開刀。

急性腸擴張或毒性巨腸症（toxic megacolon）合併正常皺褶消失，可先給予積極內科治療。約有一半病患病情會獲得改善，另有一半患者可能須藉外科治療。少數人會有纖維化狹窄及腸道縮短，此時要小心有無惡性腫瘤存在，必須做內視鏡檢查切片予以確定；而超過十年以上病史者，併發大腸癌的機率會增加。

▶▶ 潰瘍性大腸炎的預後

潰瘍性結腸炎的預後好壞，取決於病型、有無併發症和治療條件。
- **輕型者**，預後良好，緩解率80～90％。
- **重型者**，緩解率約50％。
- **全腸炎型者**，死亡率高達25％左右。
- **急性爆發型者**，死亡率高達35％。

總之，病情多反覆遷延，而少數病人也可長期緩解。

Q6 如何做好日常的預防和保健？

A 欲改善潰瘍性大腸炎，請從注意飲食、改善腸道環境、多喝水、攝取高纖食物、常運動及規律排便等預防保健準則做起。

◆ 注意飲食內容

不能吃辛辣、油炸、不消化及刺激性的食物，如肉類、泡麵等；多吃新鮮的水果、蔬菜及纖維性食物，可多補充潤腸通便的食物，例如香蕉、蜂蜜、木瓜等。

早期治療期應避免飲用牛奶或乳製品類的食物，尤其是酒精類飲料、咖啡、茶，還有不能吃易產氣食物，例如豆類、玉米；或是會引起腸道過敏的食物，例如海鮮、含脂肪較多的油膩食物，儘量避免吃止痛及消炎藥物。

◆ 改善腸道環境

可補充腸道益生菌的食物或營養食品，如優酪乳、乳酸菌、果寡糖等，以強化腸道抵抗力，增加腸道益生菌，壓制腐敗菌的活動，有助於改善便祕，降低大腸癌的危險率。

◆ 多喝水

每天早晨起床的時候，可以喝一杯溫鹽水或冷開水，可以促進腸道蠕動，增強便意，排出腸道囤積的廢物及毒素，有效預防各種疾病。

◆ 攝取高纖食物

可抑制腸內有害菌的繁殖，提高有益菌的活性，加快排便的速度，改善體質，維護身體及腸胃道健康。

◆ 增加運動量

適當的運動透過出汗排出體內的代謝廢物，活化腸道機能，加速排毒的能力，預防身體的器官組織老化。

◆ 養成排便好習慣

每天定時排便，即使沒有便意，也要到廁所做排便反射的習慣訓練，每次大便的時間不要超過五分鐘，保持肛門的清潔。

◆ 生活作息與習慣要改善、調整

情緒保持樂觀，凡事正面對待，勇敢面對，不憂鬱、不焦慮。

▶▶▶ 潰瘍性大腸炎治療後會再復發嗎？

由於潰瘍性大腸炎治病原因尚不明確，故無具體的預防措施，對長期反覆發作或病情持續不穩定的病人，必須保持心情舒暢安靜，注意正確飲食，生活作息正常，避免過度勞累，方能預防腸道感染，這對防止復發或病情進一步發展會有一定的作用。

照護者應注意病人的心理調節和飲食控制：

- 腹痛、腹瀉者，宜食少渣、易消化、低脂肪、高蛋白飲食。
- 容易導致過敏的食物，如魚、蝦、蟹、鱉、牛奶、花生等，要盡可能避免食用。
- 應忌食辣椒、生冷食品，和戒除抽菸、喝酒的習慣。

克隆氏症

 克隆氏症

　　王小姐，25 歲，這幾個月來抱怨有間歇性腹部絞痛及腹瀉現象，偶爾會出現血便，曾到其他診所求診，但情況一直沒有改善，因此前來我的門診。

　　我安排大腸內視鏡檢查，發現在盲腸及迴盲瓣（Ileocaecal valve）附近有潰瘍病灶，而且周圍黏膜呈現偽瘜肉分布；以及大腸鋇劑 X 光攝影，發現有腸瘻管，迅速安排手術切除病灶。病理報告證實是「克隆氏症」（Crohn's disease）。

Q1 何謂克隆氏症？

A 克隆氏症和潰瘍性大腸炎類似，都屬於慢性、非特異性（非特定細菌、病毒所造成）的大腸發炎的疾病。

　　較常見於年輕人。發炎過程及範圍常會侵犯整個腸道，尤其發生在小腸的末端迴腸部位、大腸及直腸肛門附近，幾乎可以說它會**發生在腸胃道任何一個部位**，並且以不對稱性方式及分節方式來分布。

　　而其**復發率很高**，不容易治療，並且終其一生深受其害。

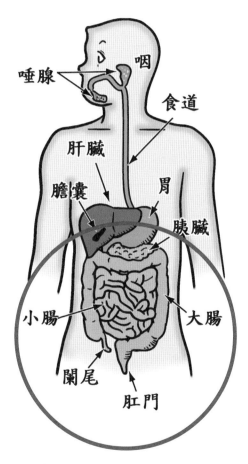

▲克隆症可能發生於腸胃道的任何部位。

Q2 爲什麼會發生克隆氏症呢？

 A 目前不明確，還有待研究和確定。

克隆氏症多發生於歐洲，尤其北歐及北美，在台灣很少見，但全世界其發生率都在增加中。

克隆氏症多發生於年輕人（十至三十歲）及老年人（六十至八十歲）身上，男女性別比例差不多。

腸道系統引起炎症的反應，大多是因**病毒、細菌腸道感染、缺血性腸炎、毒素或是物理**等因素形成的。有相關研究指出，這個疾病與**衛生環境**有密切的關聯，或是**自身免疫系統失衡**也有可能是引起此病的成因。

也有研究指出，克隆氏症可能與遺傳及**微生物感染有關**，因而導致某部分的腸道系統發炎或潰瘍，形成克隆氏症。

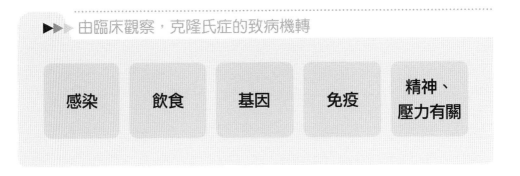

▶▶▶ 由臨床觀察，克隆氏症的致病機轉

| 感染 | 飲食 | 基因 | 免疫 | 精神、壓力有關 |

克隆氏症在臨床上有什麼症狀？

 臨床上，會出現右下腹疼痛、腹瀉、大便帶血及伴隨肛門合併症等。

　　克隆氏症患者的臨床症狀，和腸道發炎有密切關係，由於大多發生在末端迴腸，所以病患通常以**右下腹反覆疼痛，或腹部會經常感到不適或隆起、嚴重腹瀉、肌肉快速抽動出現疼痛、噁心、大便帶血及結腸、小腸或胃部出現發炎的現象**，而且**常伴隨肛門的合併症**，如肛裂、肛門瘻管、膿瘍。

　　當病況嚴重，除了會影響消化系統的運作，甚至還會引起發燒、食慾不振、體重下降等症狀。

　　此外，還可能出現腸道以外的併發症，如肝炎、貧血、皮膚有結節性紅斑、口瘡性口炎、眼睛及關節發炎、虹彩炎、吸收不良症候群、類澱粉沈著症、原發硬化性膽道炎等，甚至少數患者的皮膚會長出膿瘡。

　　有些患者的腸道發炎，可能發生瘻管或腸阻塞的臨床症狀，這是克隆氏症最典型的臨床表徵。

如何診斷克隆氏症？

 目前臨床上，較常用來使用診斷克隆氏症的工具有內視鏡、X光鋇劑攝影、電腦斷層掃描、核磁共振檢查、超音波等。

◆ 內視鏡檢查

內視鏡檢查，很重要的一點是，可以在狹窄部位、腫脹部位或疑有病兆的部位，做生檢切片檢查。

內視鏡檢查比 X 光鋇劑攝影在下列幾種和克隆氏症有關的變化上，更具優點性。比如黏膜塊狀紅斑、糜爛、皺摺變粗、口瘡樣潰瘍和縱向潰瘍等變化，可提供診斷，作為參考。

◆ X 光鋇劑攝影

這是一非侵襲性而且病患較能忍受的方法。它必須靠有經驗的檢驗人員，利用鋇劑和空氣混合，然後配合病人的姿勢變化，將腸道的變化細膩地呈現出來。

◆ 電腦斷層或核磁共振造影檢查

這兩種檢查，可清楚地看出腸道壁增厚變化，以及腸道壁外的併發症，如廔管、蜂巢組織炎、膿瘍形成等。

◆ 超音波檢查

對於右下腹疼痛的患者，超音波檢查對於鑑別診斷，具有良好的價值，可協助醫師區分出闌尾炎、卵巢及輸卵管病變、子宮外孕或骨盆腔發炎等。

Q5 如何治療克隆氏症？需要開刀治療嗎？

A 治療克隆氏症要從發炎反應、瘻管、腸阻塞三個方向，來決定採用正確的處置方式。

◆ 發炎反應

這時最好用抗發炎藥物或抗生素。

若病灶以大腸為主，可使用 sulfasalazine、olsalazine 或 mesalamine 藥劑；若以迴腸為主，則用 mesalamine 藥劑。抗生素方面，可用 metronidazole（750 ～ 1000mg／天）和 ciprofloxacin。

但若上述治療無法控制病情，或合併有發燒、體重減輕，可加上皮質類固醇 40 ～ 60 mg／天，一旦病情緩解則逐漸減量；而另一種屬於局部作用性的皮質類固醇，有較少全身性副作用的藥物 budesonide（9mg／天），可有效延緩疾病的症狀與再發。

如若仍然無法改善病情，就要考慮使用抗代謝性藥物。

◆ 瘻管

克隆症所引起的瘻管，其臨床若無症狀，可以暫時不用特別治療。

- **有輕微症狀，但無嚴重的腸道疾病：** 因可能有腸道至膀胱、皮膚的瘻管形成，可先用抗生素 metronidazole 或加上 ciprofloxacin 治療，若無效，可考慮用抗代謝藥物 6-MP 或 azathioprine，或可配合靜脈營養讓腸道休息，可加速瘻管癒合；若有大範圍瘻管形成或嚴重腹瀉、吸收不良，甚至膿腫形成等情況，則要考慮外科治療。

- **複雜性、合併膿腫形成的廔管，或有較嚴重的腸道疾病**：通常要施以內外科治療。內科治療是先控制阻塞、發炎及化膿的情況，之後再進行外科處理。若有穿孔情形，非要盡快開刀不可。

◆腸阻塞

克隆氏症會造成機械性腸阻塞，所以要考慮外科處理，但要先區分是因發炎或廔管形成的腸阻塞。

發炎性腸阻塞，通常在經過簡單處置和支持療法後，可以逐漸緩解。但若反覆發生，則要考慮選擇性外科處理。外科治療的目的是，切除阻塞的腸道，而對於跳躍性分布的發炎腸段，則可以先不要處理。但若是分布太多、太長的阻塞腸段，則可考慮施予狹窄整型術，但仍有 5％病人會再發生腸阻塞。

此外，也可經由內視鏡擴張較短的狹窄處，但要小心出血、穿孔或再狹窄的發生。

▶▶▶ 克隆氏症預後如何？會再復發嗎？

研究顯示，有70％的克隆氏症病患，因為疾病復發，終其一生需要開刀治療，但須考慮疾病的位置。位置不同，需要開刀的機會也不同：
- 迴腸和大腸受侵犯的病患，高達80～90％會因為廔管及膿腫形成需要開刀。
- 若只侵犯到小腸，則可能因腸阻塞而需開刀。
- 若只侵犯大腸，則可能因肛門合併症、毒性巨大腸症及內科治療無效，而必須接受開刀。

大腸憩室症（憩室炎）

 個案｜大腸憩室症

　　張先生是一位 50 來歲、事業有成的中年人，平日應酬很多，而且因為從小就喜歡吃肉食，無肉不歡，所以幾乎天天吃肉，又不喜歡吃蔬果等高纖食物。

　　前一陣子，他到診所做健康檢查，進行大腸內視鏡檢查時，發現整段大腸竟然充滿 20 ～ 30 個大大小小的坑坑洞洞，就像月球表面一樣。原來他是罹患了所謂的「大腸憩室症」。

Q1 何謂大腸憩室症？

A 大腸憩室症（Diverticular Disease）是大腸和整個腸壁層或部分黏膜層向外突起，而形成界限分行、大小不一的小包囊。

患者往往是在接受大腸鋇劑X光攝影或內視鏡檢查時，意外被發現，或由於潛在性的發炎所引起臨床上種種腸胃不適的症狀，而被診斷出來。

大腸憩室症不是先天性的疾病，是後天造成發生的，是老年人常見的疾病，所以患者極少見於年齡二十五歲以下。

一般而言，罹患率通常是女性多於男性，且隨著年齡的增長而上升，譬如歐美地區人口中，四十歲以前的發生率只有10％，六十歲以後約50％，到了八十歲以後就明顯上升至65％。但在台灣地區，男性卻多於女性，且多發生於五十至六十歲以上者，應與腸道老化有關。

基本上，亞洲地區，包括台灣、日本等國家，其年齡層的分布也有越老越多的類似情形。然而，與歐美國家相較，除了罹患率較低之外，還有就是憩室分布位置的差異性（註）。

但是，近年來隨著飲食習慣的歐美化，亞洲地區的發生率有逐年增加的趨勢，所以我們不能忽視這個事實的存在。

排便異常、大腸瘜肉、痔瘡、腸躁症健康70問

（註）大腸憩室的分布位置：80％歐美地區人士發生在乙狀結腸和降結腸（左側結腸），然而亞洲地區人士如台灣、日本、中國、馬來西亞及韓國等國家，右側結腸發生率幾乎是左側結腸的二倍。

大腸憩室症的形成原因？

A 究其原因，當然和年齡、低纖維飲食，以及不正常的排便習慣等有極密切的關係。

　　腸道老化、蠕動功能差、腸壁變薄、腸內壓力增大等種種因素的影響，患者的大腸腸壁的肌肉層逐漸變得薄弱鬆弛，薄弱處就容易破洞，若再加上長期的大腸激躁症，或經常性的便祕或腹瀉，引起大腸內側的壓力異常增高，久而久之，就造成整個腸壁層或部分黏膜層經由腸壁薄弱處（通常是腸系膜對側）向外膨出而形成小包囊（像吹氣球一樣，從腸壁鼓起），這就是醫學上所謂「憩室」的形成。

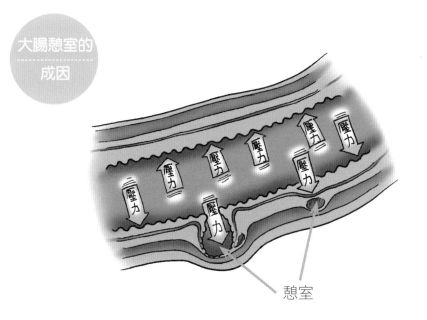

大腸憩室的成因

憩室

大腸憩室症有何症狀？

臨床上，初期並不具任何明顯症狀，最常見的是左下腹隱隱作痛及腹脹等消化不良的現象。

一旦合併憩室炎，就會出現發燒、白血球增加、排便異常以及下消化道出血等臨床症狀。

因其症狀和闌尾炎很類似，且好發於左下腹，故有「**左側闌尾炎**」之別稱。病情惡化時，甚至會引發腸穿孔、腸周邊膿瘍、腸瘻管及腸阻塞等併發症。

 如何診斷和治療大腸憩室症？

除了臨床症狀外，常利用大腸鋇劑Ｘ光攝影（最常用）、內視鏡或電腦斷層掃瞄，來診斷大腸憩室的存在和分布情形。

然而，一旦發生下消化道大量出血時，需要立即施行**血管攝影術**，來判定正確出血位置，才可以對症治療。

治療上，通常初期以內科治療為主，此時患者需要**臥床靜養休息、禁食**，給予靜脈輸液支撐療法並投予適當的抗生素，若病情惡化，出現有腸穿孔、腸周邊膿瘍、腸瘻管及腸阻塞等嚴重併發症時，就應該立即施以外科手術治療，方能奏效，根本治療。

特別分享

我的醫生父親
教我做良醫，不要做名醫

洪耀仁／口述　　丘慧薇／撰文

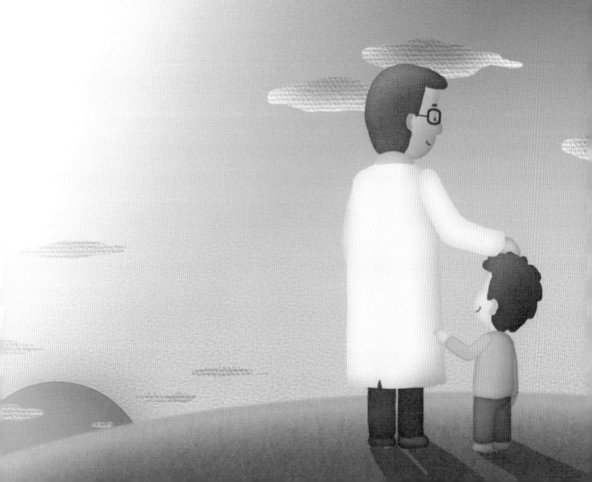

民國一○五年四月一日，是先父洪俊坤醫師百歲冥誕紀念日。

父親在我心裡，是仁醫的典範。
我在父親身上，看見許多美好的行止和特質。
這些美好深深影響並內化了我的一生。

名醫好找，良醫難尋。在父親百歲冥誕這一天，作為人子同時也是醫者的我，想藉由本書的同步出版與發行，表達內心深處對父親的無限哀思，實有其特殊的意義與價值。

在這裡，我用回憶和追述的方式，分篇記錄父親行走人間，在病人的心裡、在子女心中，所默默點燃著的一道道雋永溫暖的光。

慈愛的醫者

父親在民國四十年，開設基隆「洪外科醫院」。

在我兒時記憶的生活裡，父親與病患之間的日常互動，一幕幕深刻動人的畫面，滋養並豐富了我的生命。讓我很自然地看見和體會，**真誠關心病患的感受**，現在想來，這些**就是最好的治療和藥方**。

人在身體病痛時，最無助、最需要被好好照顧。當一位醫生用慈愛的眼神，傾聽病患訴說痛苦，在心裡的療癒上，讓患者有著信任和被照顧的感受，比任何醫治技術都要來得神奇和有效。

父親常常告訴我做醫師是天職，是一輩子積德行善的事業。**把病患的苦痛，當作自己的苦痛；把病患的心，當作自己的心**。這層涵意和期許，每一位學醫行醫的人都知道，但落實在醫事生涯裡，在感受的深度和表現上，卻又不盡相同。我從父親和病人互動的關

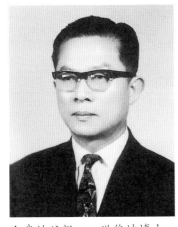

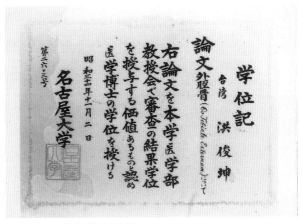

▲我的父親——洪俊坤博士。　　▲父親的博士學位證書。

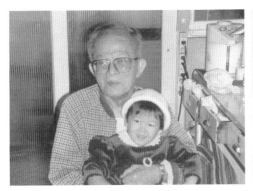

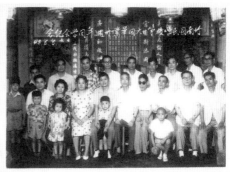

▲令人難忘的祖孫情。　　　　　▲父親竹南國小畢業 30 年同學會
　　　　　　　　　　　　　　　（第一排右二）。

係裡，看到仁醫的慈愛，它內化為我日後醫事工作裡很重要的特質。

　　父親在基隆地區是非常受到尊敬和歡迎的醫生，因為他善解人意、親切幽默。比如，病人來診間時，身體既不舒服，又怕醫生，以致手足無措，這時**父親會講笑話給病人聽，以化解病人的緊張和害怕**。

　　在普遍經濟不好的年代，醫生在病人心中的地位介於人神之間，非常崇高並受到尊敬。治療好病人，病人會相當感激。而有些

貧窮人家，一旦發生急性盲腸炎，想要借錢付保證金和手術費，有時會真的借貸無門。這類付不起醫藥費的情況，父親絕對**以治療為先，術後有錢沒錢，還得起還不起，都不是他心上的事。**像這樣得到妥善治療和照顧的病人，內心充滿了無限的感激，痊癒後，也盡可能想表達回報的善意，於是乎，爸爸的診間便常常有病人帶來的自家養的雞、豬，自家種的稻米和蔬菜，以及出海捕回的漁獲等，是純樸的病人對於慈愛的醫生不計報酬盡力醫治所表達的感激之意。

主動義診，照顧貧窮漁民

父親的仁醫風範，也表現在為漁村人民義診一事上。當時有很多富貴角漁民來醫院看病或是開盲腸。父親由病人口中知道，富貴角漁村漁民的生活非常困窘，境遇堪憐，交通非常不方便。村裡幾乎什麼都沒有，就是靠打魚生活。

當時漁民們看病非常不容易，村裡有一間媽祖廟，漁民有什麼身體不舒服，就是靠拜媽祖和食用香灰解厄。有時候，受到外傷或肚子痛得要死，就把門板拆下來當擔架，靠幾個有力的男人擔著，坐船到基隆求醫。

父親知道這種情形後，心裡非常不忍，便決定安排時間，主動定期去巡診，觀

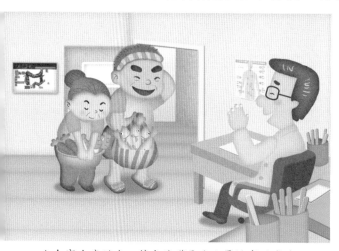

▲自家出產的米、菜或漁獲是病人最樸實的感謝。

察漁村人民的健康情形，也就是義務幫漁民看診。漁民們知道洪外科院長要來幫他們義診，有時候用漁船，大部分用舢舨載父親過去。從基隆海港到富貴角有一段不短的距離，而乘坐舢舨是非常危險的，若碰上驚滔駭浪，非常的可怕。但這都不足以阻止父親定期前往探視的決心。

除了富貴角，基隆市附近或稍微遠一點郊區，也都有父親「往診」的足跡。

半夜接到病人有病痛危急的電話，起身騎著腳踏車外出往診是父親醫生生涯裡常有的事。往診，是指病人情況非常緊急，不能或無法移動，沒有辦法到醫院看病，於是家屬打電話到醫院，請醫生過去幫忙看一看。這種情況，父親掛完電話，便騎著腳踏車，帶著公事包和一位助手，不管日夜風雨就出門了。

做醫生真的非常辛苦。父親十分忙碌，幾乎二十四小時都在當醫生，三百六十五天沒有休息日，連除夕年夜飯時都有病人來按門鈴，父親也是二話不說就下樓去看診。

義診，也是我給自己排訂的下一個人生目標。**本著良善的心，義務為偏遠地區同胞的健康把關，是一件非常有意義的事，是一件造福的心靈善舉。**我非常感謝父親在我的生命中撒下了為人義診的種子。

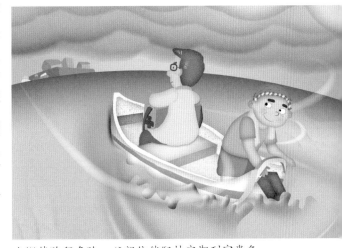

▲縱然路程危險，父親依然堅持定期到富貴角，為漁民義診。

帶領孩子學習立定目標

在我們幼小的年代，父親會帶著我們，或要求我們去做一些事情。不需要告訴我們為什麼，我們也不敢問或不知道要問為什麼。而這些事情在日復一日、年復一年之後，我們才漸漸懂得其中的奧義，並聞到愛的芳香。

父親在我們幼年時，經常**為我們訂下一個又一個的目標，包括游泳、健走、騎腳踏車等，然後告訴我們要努力堅持做到。**

在我記憶中，有一件印象很深刻的事。那年我大約十二歲左右，騎著腳踏車「從台北遠征苗栗竹南中港慈裕宮（先父的故鄉）」，騎了一百多公里。那時的縱貫公路，有些路段沒有鋪柏油，還是碎石子路，非常不好騎，對一個那樣年紀的孩子來說，更是不容易。這段遙遠的、艱辛的一百多公里路，我直到後來很大以後才知道是父親刻意琢磨我們的心志和耐力的訓練。他要增強孩子們的體力，鍛鍊孩子們的毅力。我當時並不明白這些，直到我漸漸長大以後，才了解父親的用心良苦。

記得那天是醫院的老助手當前導，維護我們的安全，依序是大哥、我和大弟三兄弟，爸爸墊後，負責指揮與保衛。我們只有戴著草帽、水壺和飯糰便上路出

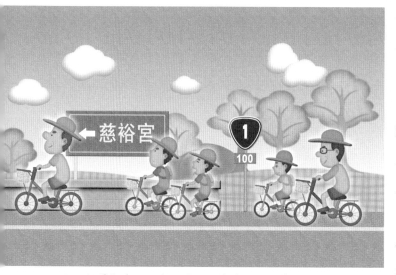

▲父親帶領我們從台北騎腳踏車遠征苗栗中港。

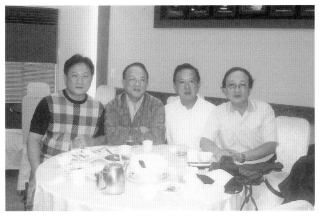

▲我們家四兄弟（由左而右，依序是大哥、我、大弟和小弟）。

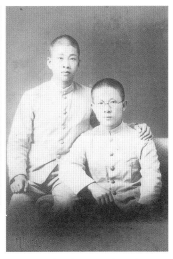

▲父親（右）與同學的合照。

發。那時候我才剛上初中，又逢夏天炎熱，從早上八、九點騎到傍晚六點，一路上汗流浹背，中途只有短暫的休息。父親告訴我們，天黑之前要到達目的地。

父親認為，**人一定要有強健的身體，才能做好其他的事情。**為了訓練孩子們的毅力、耐力、體力，常常帶著我們走山路，而且要很專心地走路。

父親最常帶我們走瑞芳、九份、金瓜石、七堵、八堵、暖暖幾條山路。他要求得很嚴格，規定我們在一至一個半鐘頭內走完。中途只能休息五分鐘後，再繼續走。

我們最常走的是瑞芳的山區，因為可以看到美麗的藍色大海。那是一段很珍貴而美好的回憶。

我一直到現在，都還維持著每天快走的習慣，並擁有良好的體力，我想這和從小跟隨父親走路有很大的關係。

特別分享

藉游泳，養成堅毅和耐力

除了騎腳踏車和走山路，幼年時，父親還帶著我們一大清早去游泳。

每天早上五點多，父親就叫我們起床，三輪車等在在醫院門口把我們載到海水浴場。**夏天清晨五點，有時候天氣還是很冷，小小的身體打著冷顫，而這就是訓練和磨練。**

而有趣的是，父親並沒有特別教我游泳，我自然而然看著爸爸怎麼游，就有模有樣地學會了。雖然我的姿勢不是很標準，游得也不是最快，但我卻養成了很有耐力的特質。

我非常清楚，從小我就具備一旦訂下目標，就一定要達成的正面性格。記得我就讀基隆仁愛國小時，有臨海教育，小學五年級時，我就能游完一千五百公尺。

學校的臨海教育裡有個比賽是搶西瓜，西瓜有兩個，我搶到其中一個。這是一個鮮明的記憶。而在臨海教育之前，我就已經跟隨父親學會游泳這件事了。

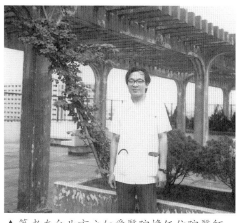

▲筆者在台北市立仁愛醫院擔任住院醫師。

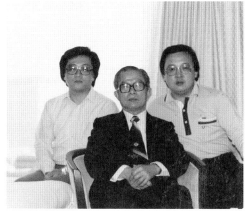

▲父親（圖中）的精神在我們兄弟心中是永遠的典範。

自由自在的單車騎士（騎腳踏車運動兼舒壓）

騎腳踏車是父親非常喜歡的運動。他在開業時，每天清晨六點，就騎著腳踏車出去。那不只是一種興趣而已，而是他可以訓練自己毅力、耐力和體力的一種運動。

做外科醫生非常辛苦，要看診、要手術、要往診，幾乎沒有休息時間，所以必須要有過人的體力。

多數時候，他是一個人騎腳踏車的，享受自在安靜的騎乘心情。

他在中年時，曾經到過日本鄉間騎腳踏車旅行，最後並沒有騎回台灣，他常常把腳踏車送給當地的有緣人。雖然他也曾誇下海口，說要到非洲騎腳踏車，看看當地的土人和野生動物。後來很遺憾因為跌倒，體力日漸衰退，而無法成行去實現騎腳踏車征服非洲的壯志。

在台灣，他的足跡也遍及東西南北。他可以從基隆騎到高雄，也可以從東岸沿著台東、花蓮、宜蘭，再騎回基隆。

不論是作為一位好醫生，或是一位自由自在的單車騎士，父親的精神在我心中是永遠的典範。我也有一輛腳踏車，我也曾經征服過大屯山。

愛不用言語傳遞

在子女眼中，受日本教育的父親是非常嚴肅和嚴格的。嚴父慈心，我從很小就知道他對於子女的愛，不用言語傳遞。但從父親微小的動作裡，我明白他對我們深深的愛。

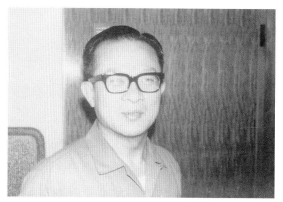
▲父親的笑容非常慈愛，他很愛他的孩子們。

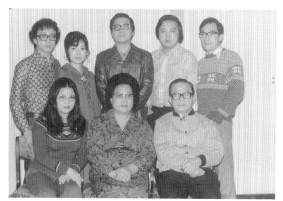
▲全家福照（前排右起是父親、母親、小妹，後排右起是我、大弟、大哥、大嫂、小弟）。

這樣的父愛，彷彿是心裡一口美好的井泉，當低頭看著時，映照著白雲藍天，當微風輕輕拂過，你的臉也漾起了笑意。

嚴父不會跟小孩子說我愛你，但他會把孩子抱上膝頭，為我們細心剪指甲，剪得平整、乾淨、漂亮。這就是我的父親。

記得在我考上建中那一年，由於眼鏡度數增加，視力變差，父親帶我去請他在台大眼科任職的同事檢查視力，之後父親牽著我的手去眼鏡行配眼鏡。夜色昏暗中，我一不小心跌入了路邊的水溝中，下體疼痛不堪，忍不住放聲大哭，父親很自責，非常不捨，緊攬著我回到台北的住家，當晚他照顧我直到天明。一睜開眼，我看見父親坐在床邊的椅子上憂心地望著我，看我似乎已無大礙，才放心離開台北住家返回基隆的診所看診。此情此景深深牢記在我的腦海中，我很幸運有這麼一位慈心嚴父又深愛我的多桑。

父親的愛，有時也會出奇不意在行動中表現出來而讓人驚喜。

記得我讀初中時，那時住在台北市中山北路。有一次刮颱風，父親騎著腳踏車從基隆的開業醫院一路騎到台北。他用腳踏車載了一些鍋具，從南京東路，經過南京西路，騎到圓環，買了很多好吃的東西，將整個車子吊滿了吃食，然後回家擺在桌子上，在颱風夜裡大家圍坐在桌邊團圓。**這是他想和家人好好守在一起的一顆心。**

陪伴孩子成長一直是父親忙碌的醫生生涯裡，很重要的事。

其實他又看病又開刀，晚上看完病人都已經很晚了。一天下來是很累的，應該要好好休息。我卻深刻記得，為了陪伴小孩，看完診他讓媽媽把我們叫起床，帶著我們到國際戲院看晚場電影。那時候，我們都愛看像「忠臣藏」及「新選組」等具有日本武士道精神的電影；也喜歡看「月光仮面」或是「少年猿飛佐助」等行俠仗義類的動作片。當我們小孩看得出神歡喜，轉頭一看，父親卻熟睡在電影院的椅子上。**他犧牲睡眠的時間陪伴我們看戲。這就是我的父親。**

深情的眼淚

眼淚是真情流露的一種表現。但對於接受日式教育、有著堅毅性格的父親，則是不准許，更不輕易洩露情緒的。

父親管教嚴格，非常重視孩子的行為。我的大弟小時候比較調皮，所以子女中他被父親打得最多。記得有一次隔壁鄰居跑來跟父親說，你家那個老三打我家的孩子。父親一聽就先管教自己的孩子，那時醫院病人很多，父親抓起弟弟就往門裡邊走去，用皮帶懲罰他，打到皮膚泛起一條條紅色的鞭印。我從門外看見，

責打完弟弟的父親，安靜的留著眼淚。

男兒有淚不輕彈，另一次父親的眼淚是，我已經執業當醫生了，有一陣子因氣管咽喉炎咳嗽咳得相當厲害，痰中帶有血絲，但一直意氣用事執意不吃藥，想讓病自然好。父親知道後，默默的走到我的身邊，眼裡泛著淚光對我說：「你該去看胸腔科醫生，認真吃藥，否則惡化演變成肺炎就不得了，身體要趕快好起來。」父親疼惜不忍的眼淚，軟化了我個性有點固執的心。

如願實現父親的希望

我跟父親很親近，我很愛我的父親。而父親在不經意或有意間，所透露或明說的希望或期許，我一定牢記在心頭，不敢或忘；有朝一日，水到渠成，我一定會實踐它。

比如內祖母過世時，爸爸在苗栗的談文買了一座山作為家族墓園。談文位於頭份和後龍之間。這是一座小山，高一百多公尺，整個繞一圈大約一百多公尺。而從這座山，可以看到父親的故鄉，也就是中港溪的出口。

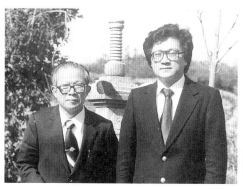
▲父親緬懷日籍恩師，與大哥赴日本廣島悼念。

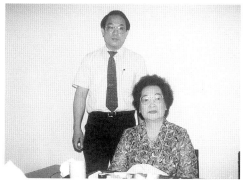
▲慶祝母親70大壽餐敍。

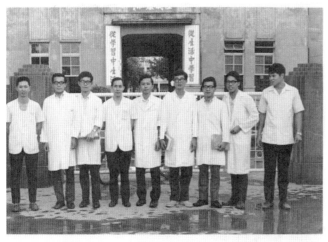

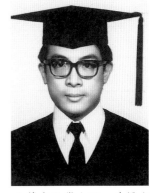

▲筆者的學士照。看得出
來，我長得極其肖似父
親。

▲大學時，筆者到高雄十全小學做寄生蟲採樣工作。
（左二）。

　　記得爸爸在中年不慎跌倒之後，若要上山掃墓，變成一件比較
吃力的事；因為山勢比較陡一些，上山時有些路段父親需要人背。
有一次他說：「如果這裡有個步道不知道該有多好！」我把這句話
銘記在心。

　　某些年後，我因為成功醫治好一位罹患直腸癌的女性（歐巴
桑）患者，而和她的兒子結為好友。有一次聊天時我提起了父親的
願望，正好這位朋友是園藝方面的工作者，他也認識做台北四獸山
步道的老師傅。於是我請他幫我籌備，之後帶隊二十幾個工作人員
南下苗栗談文，其中包括老師傅。我租了房子給他們住，在一個月
內，步道完成了。

　　鋪築好步道後，雖然父親已經仙逝，但我很高興能為他完成他
的心願。而山邊附近的居民也都很喜歡我們這座有著步道的公園化
家族墓園。

傳承醫德，懂得同理做良醫

從父親身上我體悟到「醫者仁心」，行醫時要有耐心、愛心，讓病患深深感受到醫生真誠的關心。父親耳提面命要存乎一顆「良」心做「醫」生，要有良好的「醫德」，切勿以利益為重，切勿以業績掛帥，醫生和病人自然就會互動良好。

父親所謂的「醫德」，也就是醫師行醫的道德，指的是醫生要有同理心，視病猶親，要本著良知及服務精神醫治前來求診的病患。

同時父親也要求我和同樣學醫的兄長，要有終生學習的觀念。一位好醫師要好學不倦、精進醫術、追求新知，不論醫學研討會（國內或國外）或藉由醫學期刊等多方學習最新醫學知識及

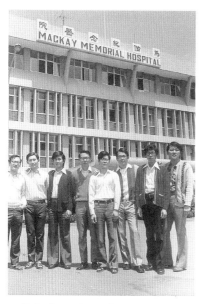

▲筆者（右三）任職於台北馬偕醫院時，與友人的合照。當時的馬偕醫院還只有兩層樓。

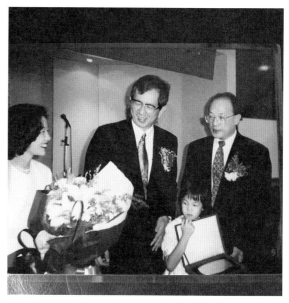

▲民國 85 年，筆者獲頒良師益友會主辦的十大傑出醫師獎。當時的頒獎人是中央研究院院長李遠哲。

最先進的醫療技術，同時更要累積充分的醫學臨床經驗，才能給予病患最好的醫療和照顧。

然而，醫生畢竟是人，並非上帝或神可以創造奇蹟；並非百分之百能完全治癒所有的疑難雜症，因為醫療是有其極限的，但「醫者父母心」這句話，早已深深植入我的心中。

一位醫者要有自信，但更要謙虛，但求盡心盡力而為，用最大的努力設法解決病患的病痛。當力有未逮，超過自己能力範圍時，切勿逞強，應當機立斷，盡速轉診給更專業的醫師，使他（她）們能夠盡快地獲得良好的醫療照顧。

這是一位良好的醫者對於病患最好的回饋，同時也是一種責任而這也是醫師父親傳承給我和兄長最感念與珍貴的「醫者仁心」！

《洪氏家訓》

傳家有道唯存厚，處事無奇但率真。
勤能補拙，節可養廉，誠以接物。

洪俊坤博士年代大事紀

年表	大事紀
西元 1917 年 4 月 1 日	• 出生於苗栗縣竹南鎮中港
	• 父 洪心匏先生，母 方來于女士
西元 1923 年	• 小學生涯
西元 1929 年 9 月	• 中學生涯 新竹中學→台北二中→台北高等學校理科乙組
西元 1939 年 4 月	• 台北帝國大學醫學部入學
西元 1942 年 9 月	• 台北帝大醫學部第四屆畢業
西元 1946 年春	• 和屏東里港望族藍高全（先外祖父）之二千金藍維雲女士（先慈母）結婚。育有 4 子 1 女
西元 1946 年春	• 台大醫院河石外科（第二外科）正式入醫局，接受日本外科教授河石九二夫嚴格的外科訓練，並開始擔任無薪給助手，之後升任有薪給的助教及講師
西元 1951 年 8 月	• 基隆市開業，創立洪外科醫院
西元 1959 年	• 榮獲日本國名古屋大學醫學博士
西元 1994 年元月 11 日	• 歿，享年 78 歲。

Dr.Me健康系列　　HDD149

【圖解】腸道決定抗癌力 2
排便異常&大腸瘜肉&痔瘡&腸躁症 健康70問

作　　　者／洪耀仁
選　　　書／林小鈴
主　　　編／陳玉春
企畫編輯／張棠紅
文字整理／丘慧薇

行銷企劃／洪沛澤
行銷經理／王維君
業務經理／羅越華
總　編　輯／林小鈴
發　行　人／何飛鵬
出　　　版／原水文化
　　　　　　台北市民生東路二段141號8樓
　　　　　電話：02-2500-7008　傳真：02-2502-7676
　　　　　E-mail：H2O@cite.com.tw　Blog：http//: citeh20.pixnet.net
發　　　行／英屬蓋曼群島商家庭傳媒股份有限公司城邦分公司
　　　　　　台北市中山區民生東路二段 141號2樓
　　　　　書虫客服服務專線：02-25007718．02-25007719
　　　　　24 小時傳真服務：02-25001990．02-25001991
　　　　　服務時間：週一至週五09:30-12:00．13:30-17:00
　　　　　郵撥帳號：19863813　戶名：書虫股份有限公司
　　　　　讀者服務信箱 email：service@readingclub.com.tw
香港發行所／城邦（香港）出版集團有限公司
　　　　　　地址：香港灣仔駱克道 193 號東超商業中心 1 樓
　　　　　email：hkcite@biznetvigator.com
　　　　　電話：(852)25086231　　傳真：(852) 25789337
馬新發行所／城邦（馬新）出版集團
　　　　　41, Jalan Radin Anum, Bandar Baru Sri Petaling,
　　　　　57000 Kuala Lumpur, Malaysia.
　　　　　電話：(603) 90578822 傳真：(603) 90576622
　　　　　電郵：cite@cite.com.my

城邦讀書花園
www.cite.com.tw

美術設計／劉麗雪
內頁插畫／盧宏烈
封面設計／宇風工作室
特約攝影／水草影像工作室
製版印刷／科億資訊科技有限公司
初　　版／2016年3月29日
定　　價／320元
ISBN 978-986-5853-98-3(平裝)

國家圖書館出版品預行編目(CIP)資料

【圖解】腸道決定抗癌力. 2：排便異常、大腸瘜
肉、痔瘡、腸躁症健康70問 / 洪耀仁著. -- 初版.
-- 臺北市：原水文化出版：家庭傳媒城邦分公司
發行, 2016.04　面；　公分. -- (Dr. me健康系列)
ISBN 978-986-5853-98-3(平裝)
1.胃腸疾病 2.保健常識

415.55　　　　　　　　　　　　105003701

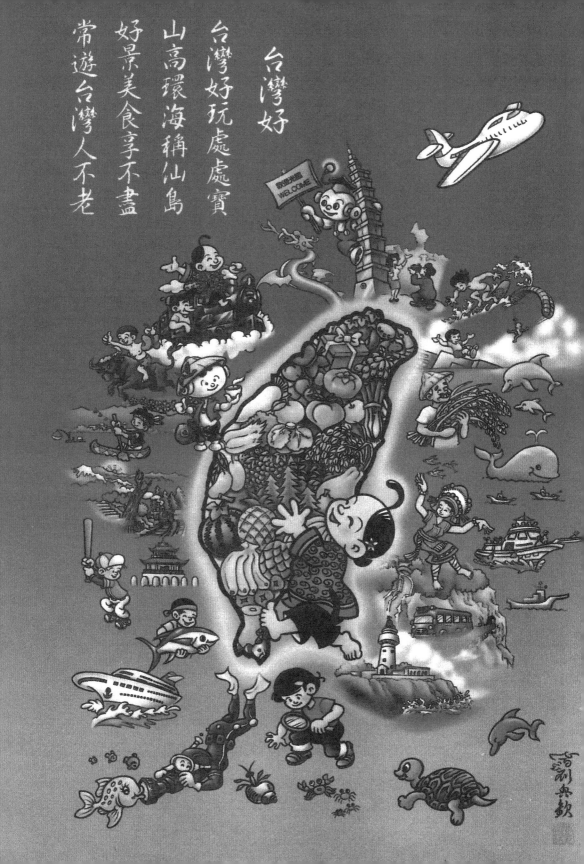

台灣好
台灣好玩處處寶
山高環海稱仙島
好景美食享不盡
常遊台灣人不老